ウルトラ図解

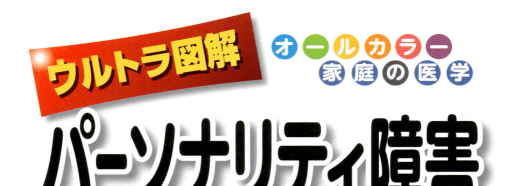

オールカラー 家庭の医学

# パーソナリティ障害

## 生きづらさ・苦しみを減らすための理解と接し方

監修 林 直樹 帝京大学医学部附属病院 メンタルヘルス科教授

法研

# はじめに

精神疾患というと、多くの人がとても難しいものとお感じになると思います。しかしそれを理解するのにも、そこから脱出するのにも、いろいろな方法があることがだんだん明らかになりつつあるのが現代という時代です。パーソナリティ障害という病気は、日常生活の中に本人の生きづらさやさまざまの苦痛、そして周囲とのトラブルの形で問題が表れるのが特徴であり、日常生活の中でそれらが徐々に修正されるという特性を持ちます。ですから、その特徴は、多くの人々に見られ、ご自分の中にもしばしば見出される、私たちにとって身近なものなのです。

パーソナリティ障害は、私たちが持っている当たり前の性格特徴が極端になって、さまざまな問題が生じるようになるものと理解されています。ですからその診断は、特定の精神症状や行動だけを見つけるのではなく、広く生活場面での特徴を認識することが必要になります。その意味でもそれは身近なものと言えるでしょう。しかしその身近だという性質は、灯台下暗しの譬えのように適切な対応が遅れて、気づいたときにはすでにさまざまな問題が起きているということもあるということです。さらにそこでは、さまざまな対人関係の問題を起こしたり、別の精神疾患、うつ病や物質使用障害を併発するようになると、回復するのが大変になるということに注意が必要です。

パーソナリティ障害からの回復には、根気が必要です。さまざまな場面で現れるその特徴に対して対応を積み重ねる必要があるからです。しかし問題の一つ一つに取り組んでいるうちに、はっと出口が見えてくるという展開になることは十分に期待できます。回復のためには、精神科医療機関などでの治療ももちろん役に立つのですが、生活の中でその問題になる特徴を徐々に改善してゆくことが基本になります。そのためには、家族などの身近な人々、新たに出会う人々、精神保健サービスの担当者との協力を少しずつ進めてゆくことが大切です。

この本には、パーソナリティ障害という精神疾患の知識や幾つかのそこからの回復の道すじが示されています。さあ、家族などの周囲の人々と一緒にそれらを学んで、パーソナリティ障害からのそれぞれの脱出ルートを見つけ出す作業を始めましょう。

2018年5月

帝京大学医学部附属病院メンタルヘルス科教授　林 直樹

## プロローグ
## これ、もしかしてパーソナリティ障害かも!?



## 第1章
## パーソナリティ障害の基礎知識
### ～正しい知識を持って障害に取り組む



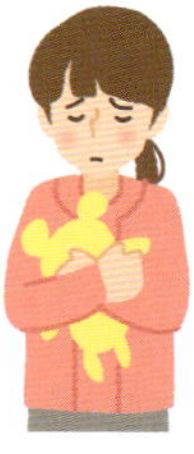

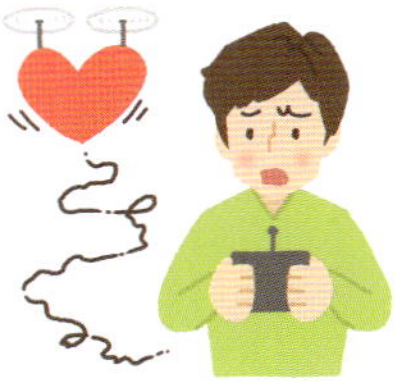



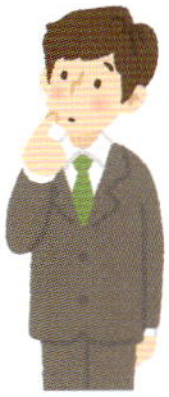

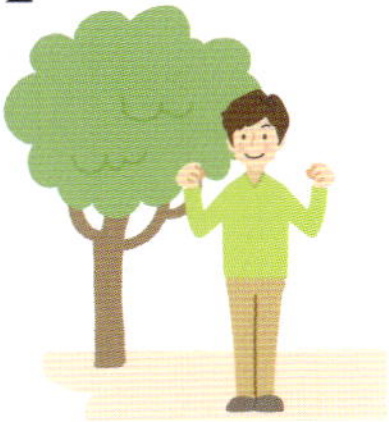

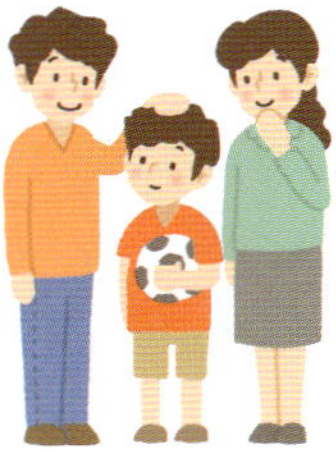

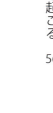

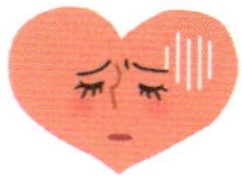

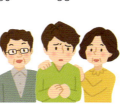

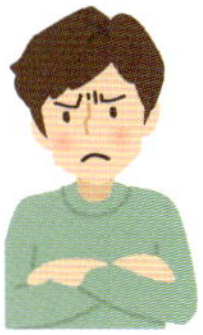

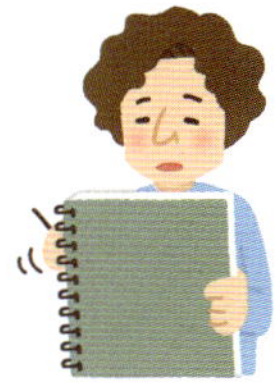



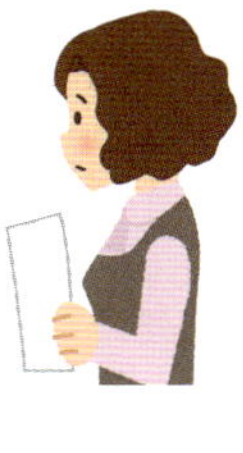

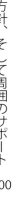

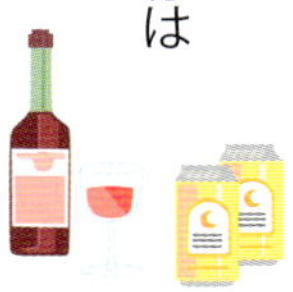

## 第3章 パーソナリティ障害の治療法

### ～本人の心構えと医療機関での治療



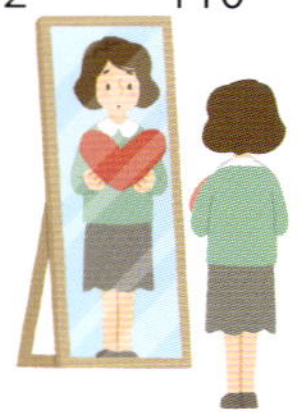

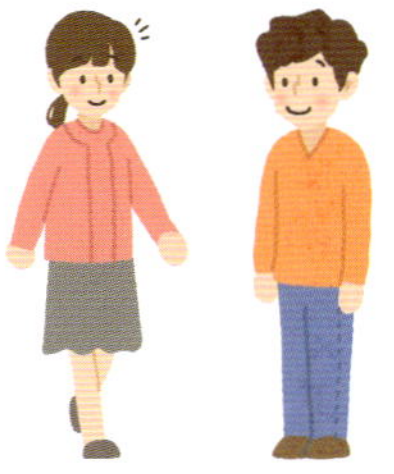

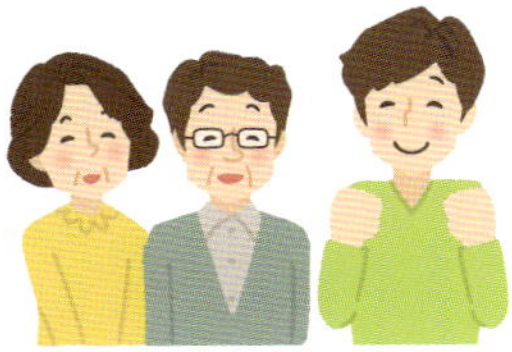

# 第4章 回復のために必要なこと

## ～本人の努力と家族や周囲の人の援助



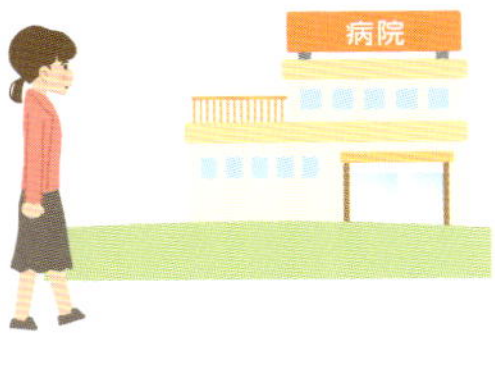

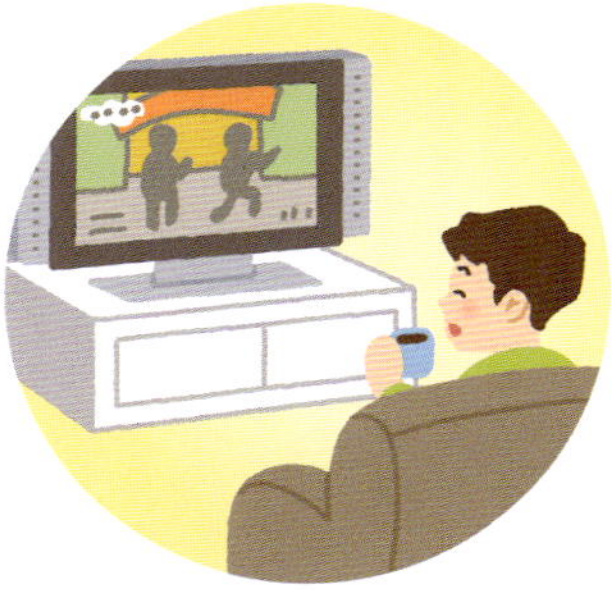

【装丁・本文・図解デザイン】ＨＯＰＢＯＸ
【イラスト】ワタナベカズコ
【編集協力】アーバンサンタクリエイティブ
大工明海

プロローグ

# これ、もしかしてパーソナリティ障害かも!?

パーソナリティ障害とは、どのようなものなのでしょうか。パーソナリティ障害が原因でよく起こるトラブルの例から考えてみましょう。

## 人間関係でこんなこと　１人の人を頼りすぎた結果

頼っていた存在が自分の期待とは違う行動に出たとき、どうしようもない不安感に襲われ、過剰な感情や行動を起こしてしまう……

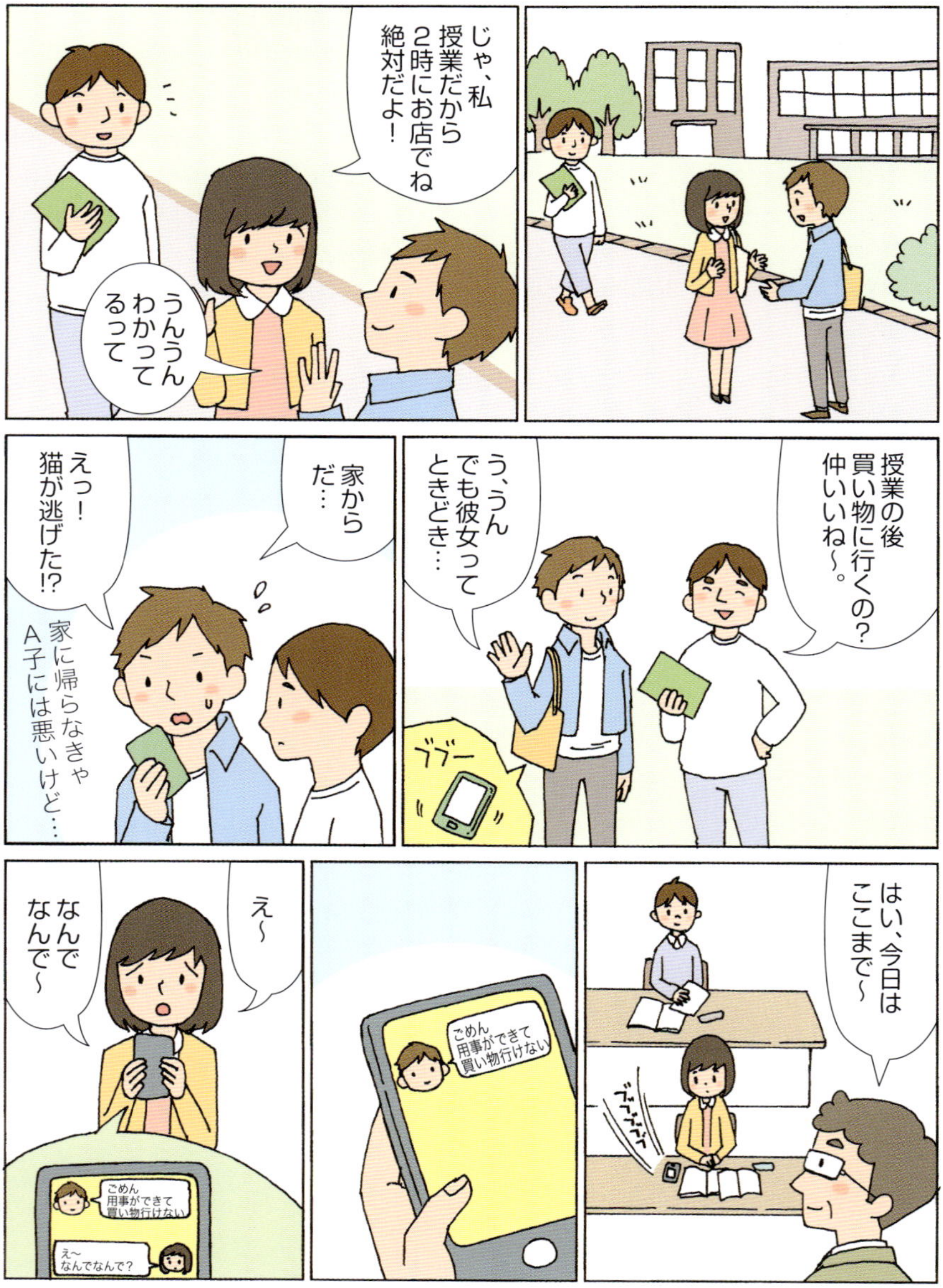
じゃ、私
授業だから
2時にお店でね
絶対だよ！
うんうん
わかってるって
授業の後
買い物に行くの？
仲いいね～。
う、うん
でも彼女って
ときどき…
ブブー
家から
だ…
えっ！
猫が逃げた!?
家に帰らなきゃ
A子には悪いけど…
はい、今日は
ここまで～
ブブブブブ
ごめん
用事ができて
買い物行けない
え～
なんで
なんで～
ごめん
用事ができて
買い物行けない
え～
なんでなんで？

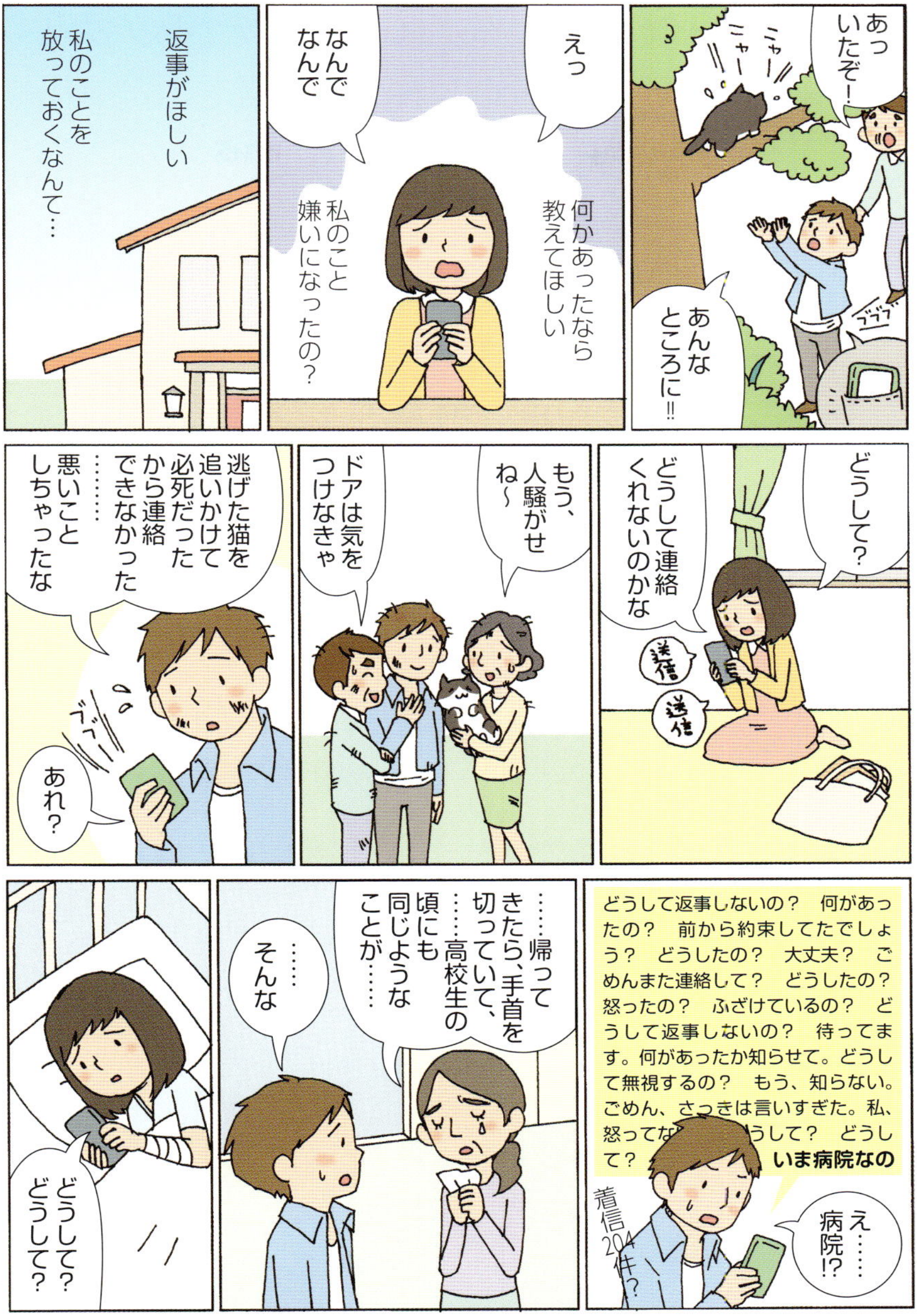
あっ いたぞ!
ニャー ニャー
あんなところに!!
ブブブ
えっ
なんで なんで
何かあったなら教えてほしい
私のこと嫌いになったの?
返事がほしい
私のことを放っておくなんて…
どうして?
どうして連絡くれないのかな
送信
送信
もう、人騒がせね~
ドアは気をつけなきゃ
逃げた猫を追いかけて必死だったから連絡できなかった……悪いことしちゃったな
ブブブ
あれ?
どうして返事しないの？　何があったの？　前から約束してたでしょう？　どうしたの？　大丈夫？　ごめんまた連絡して？　どうしたの？　怒ったの？　ふざけているの？　どうして返事しないの？　待ってます。何があったか知らせて。どうして無視するの？　もう、知らない。ごめん、さっきは言いすぎた。私、怒ってな
うして？　どうして？
いま病院なの
着信204件?
え……病院!?
……帰ってきたら、手首を切っていて、……高校生の頃にも同じようなことが……
……そんな
どうして? どうして?

……もしかしたら、それは境界性パーソナリティ障害（66頁参照）のためかもしれません。

## 友人関係でこんなこと　自分がいちばん優れている

“自分は人より優れている”というプライドの高さは、時として共感性の薄さにつながります。事あるごとに周囲の人との軋轢を繰り返すようなら……

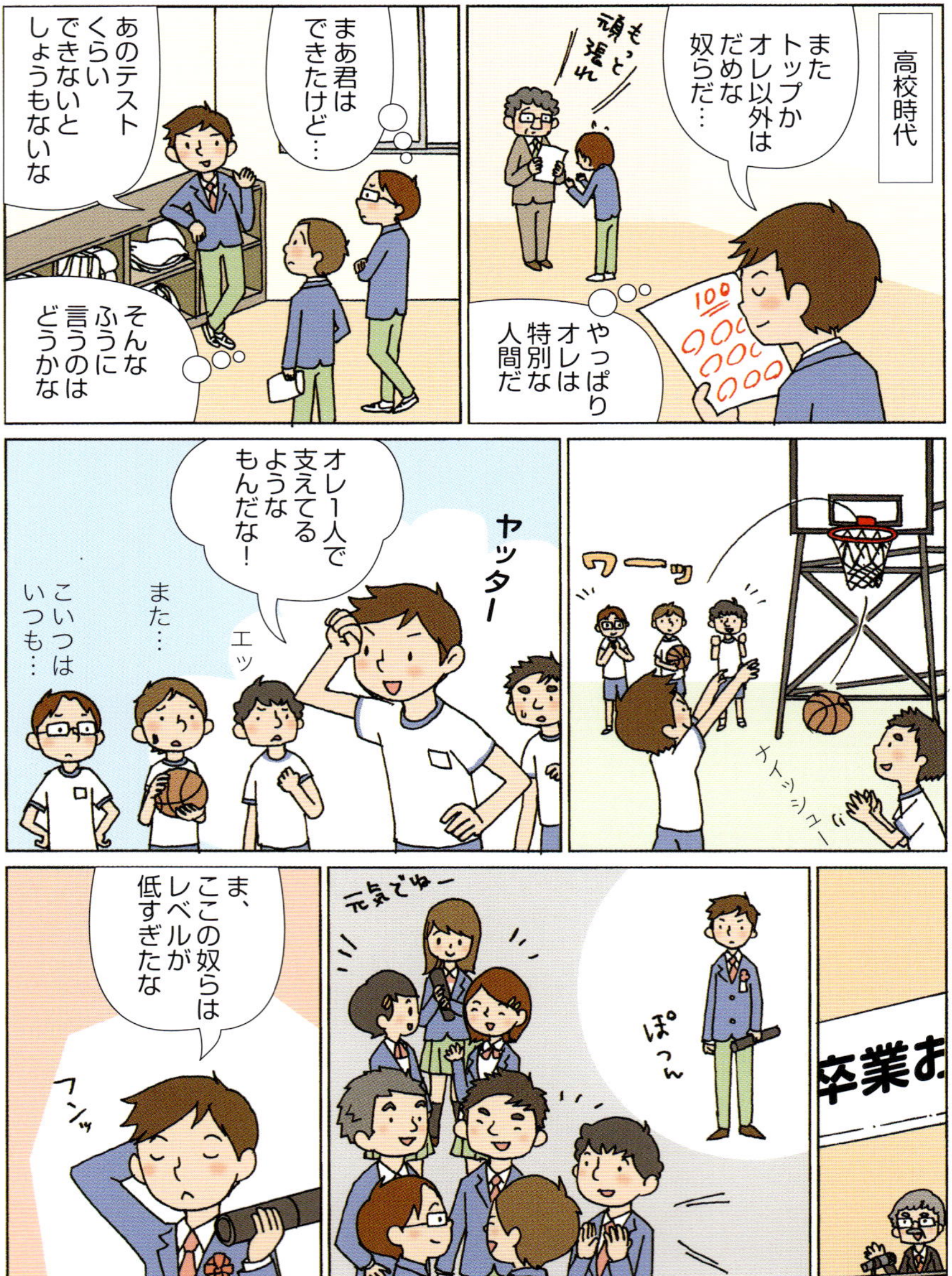

高校時代
またトップかオレ以外はだめな奴らだ…
もっと頑張れ
100
やっぱりオレは特別な人間だ
まあ君はできたけど…
あのテストくらいできないとしょうもないな
そんなふうに言うのはどうかな
ワーッ
ナイッシュー
ヤッター
オレ1人で支えてるようなもんだな！
エッ
また…
こいつはいつも…
卒業お
元気でね〜
ぽつん
ま、ここの奴らはレベルが低すぎたな
フンッ

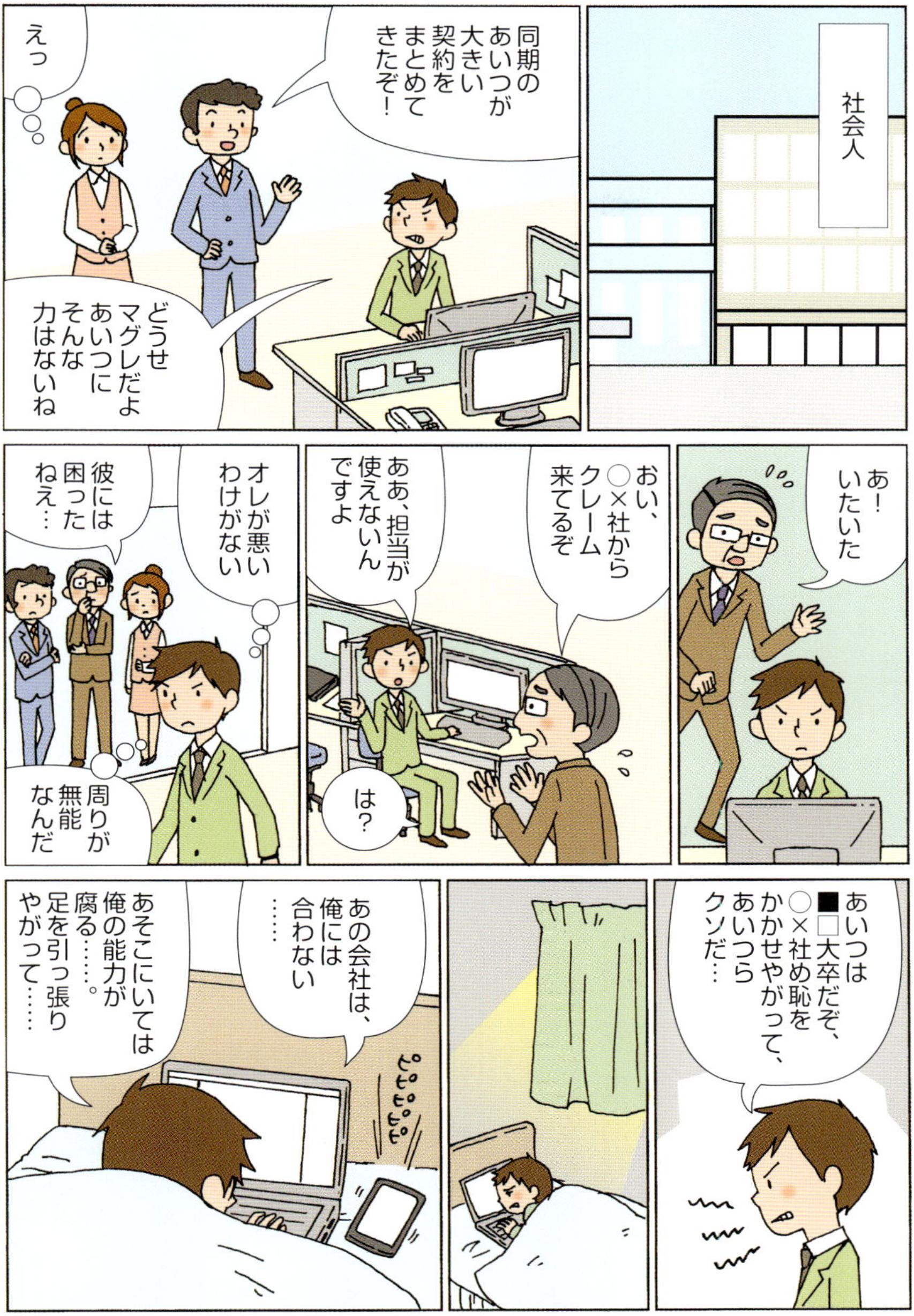
社会人
同期のあいつが大きい契約をまとめてきたぞ!
えっ
どうせマグレだよ あいつにそんな力はないね
あ! いたいた
おい、○×社からクレーム来てるぞ
ああ、担当が使えないんですよ
は?
オレが悪いわけがない
彼には困ったねえ…
周りが無能なんだ
あいつは■□大卒だぞ、○×社め恥をかかせやがって、あいつらクソだ…
あの会社は、俺には合わない……
ピピピピピ
あそこにいては俺の能力が腐る……。足を引っ張りやがって……

…もしかしたら、それは自己愛性パーソナリティ障害（70頁参照）のためかもしれません。

## 職場でこんなこと　もっと私に注目して

「一番になりたい」「自分を認めて欲しい」という気持ちは人として自然なものです。でも、それが強すぎてトラブルが繰り返されるようなら……

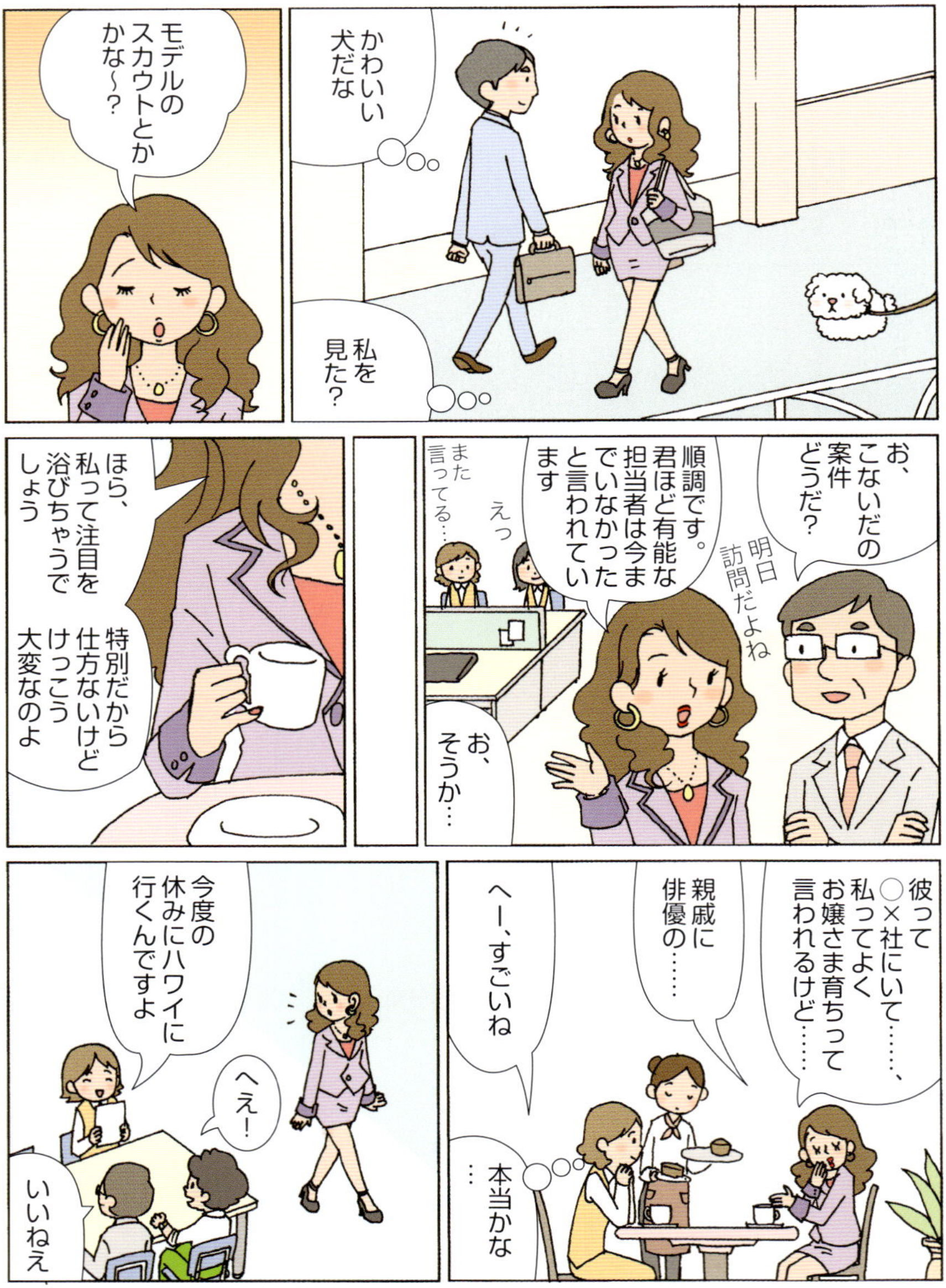

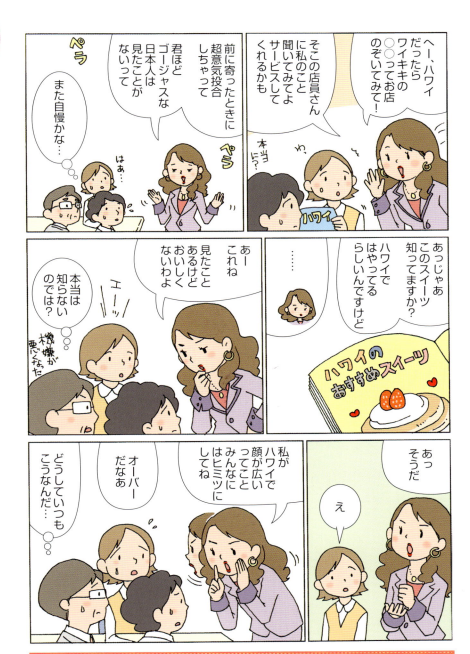


……もしかしたら、それは演技性パーソナリティ障害（74頁参照）のためかもしれません。

## 職場でこんなこと　仕事仲間が信じられない

他人に対する警戒感が強いと、常に不安や緊張を持ち続ける結果に。やがて事実とは違う妄想を繰り返し抱いてしまうようなら……

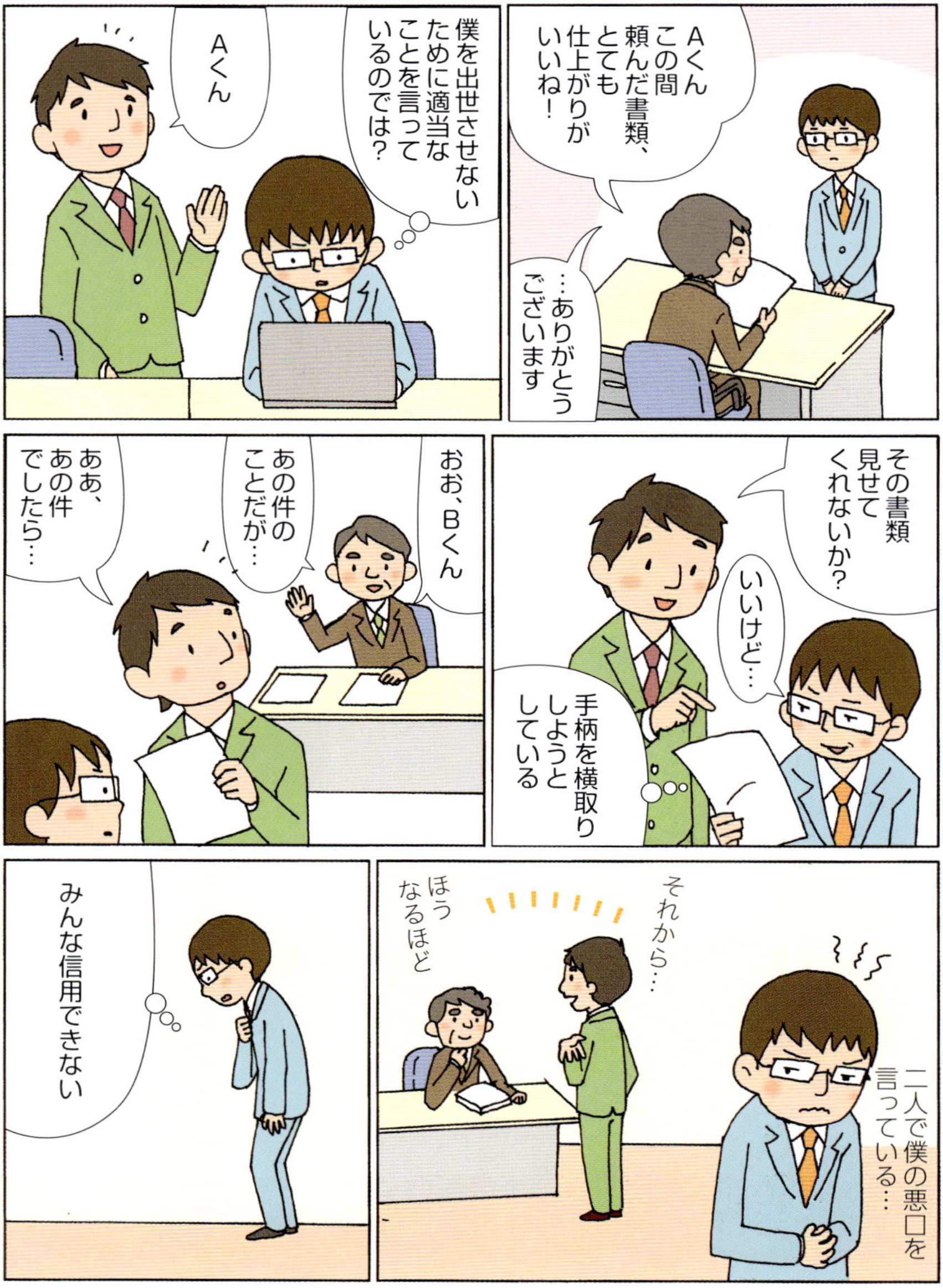
Aくん この間 頼んだ書類、 とても 仕上がりが いいね！
…ありがとう ございます
Aくん
僕を出世させない ために適当な ことを言って いるのでは？
その書類 見せて くれないか？
いいけど…
手柄を横取り しようと している
おお、Bくん
あの件の ことだが…
ああ、 あの件 でしたら…
それから…
ほう なるほど
二人で僕の悪口を 言っている…
みんな信用できない

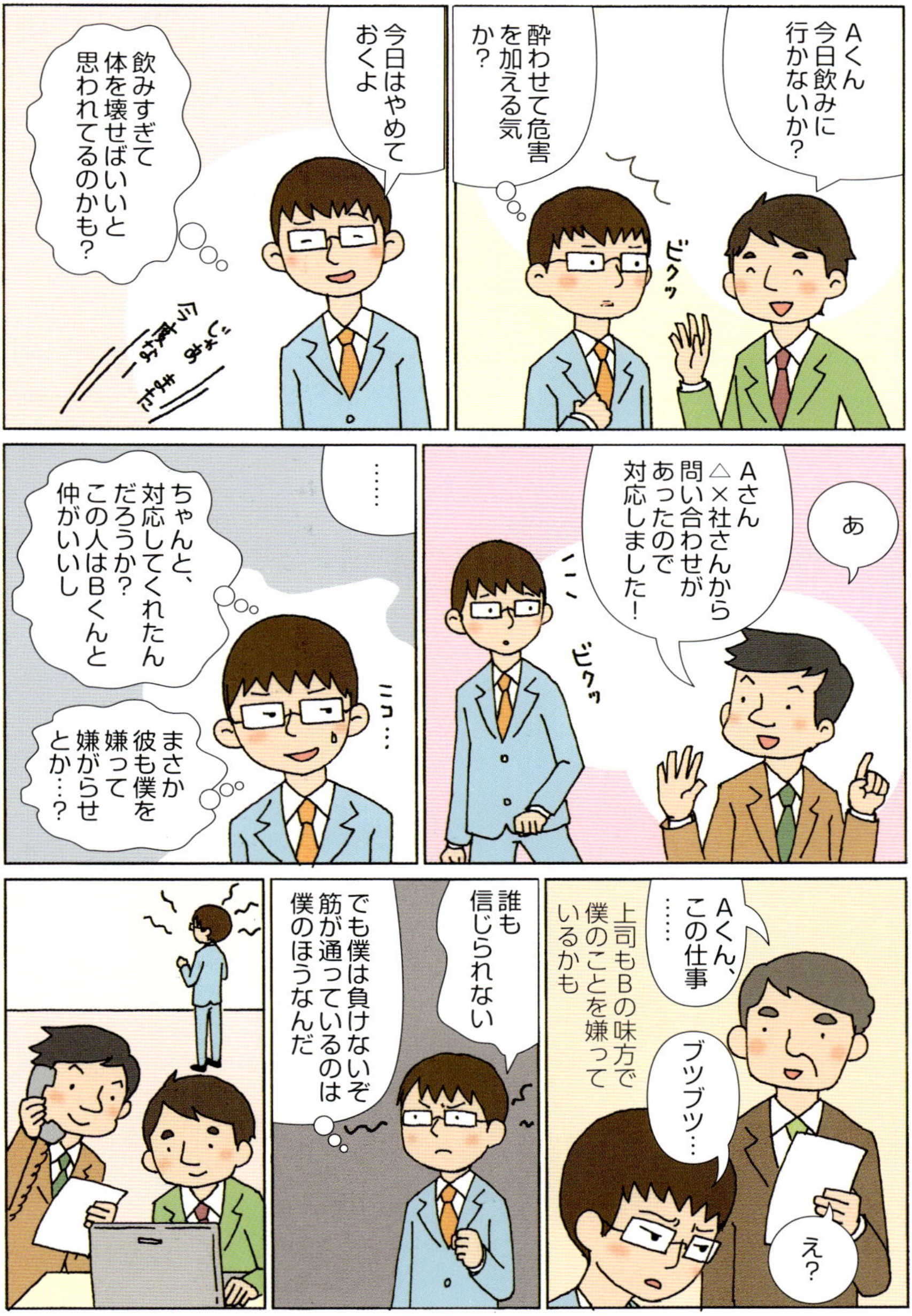
Aくん
今日飲みに
行かないか?
ビクッ
酔わせて危害
を加える気
か?
今日はやめて
おくよ
飲みすぎて
体を壊せばいいと
思われてるのかも?
じゃあまた今度な—
あ
Aさん
△×社さんから
問い合わせが
あったので
対応しました!
ビクッ
……
ちゃんと、
対応してくれたん
だろうか?
この人はBくんと
仲がいいし
まさか
彼も僕を
嫌って
嫌がらせ
とか…?
ニコ…
Aくん、
この仕事
……
上司もBの味方で
僕のことを嫌って
いるかも
ブツブツ…
え?
誰も
信じられない
でも僕は負けないぞ
筋が通っているのは
僕のほうなんだ

……もしかしたら、それは妄想性パーソナリティ障害（82頁参照）のためかもしれません。

## 家族とこんなこと　スケジュール通りでないと気が済まない

社会生活を送るうえでルールや予定を守ることは大切なことです。でも、あまりにも過剰で周囲の人を振り回したり、自分自身にも支障があるなら……

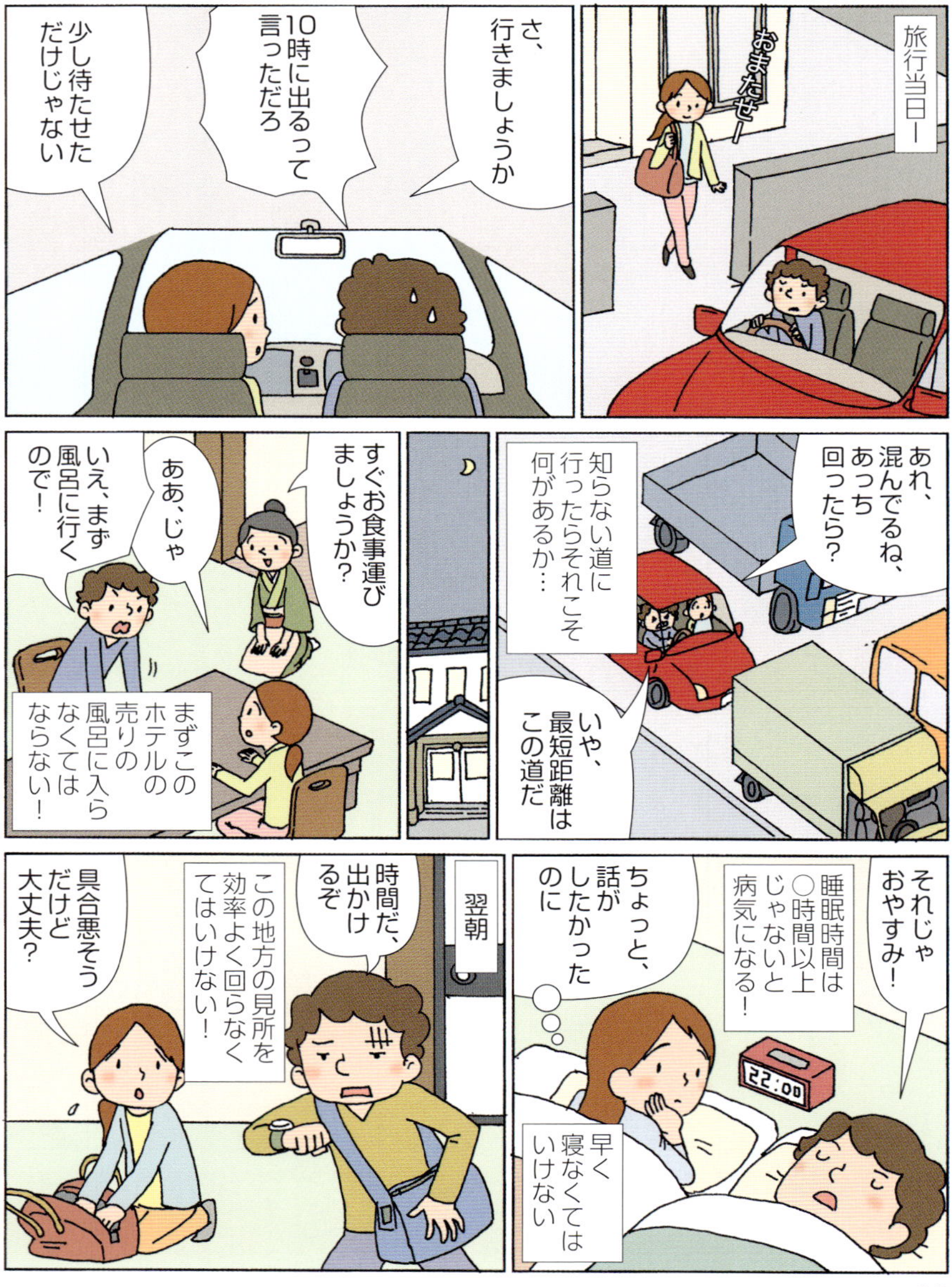

旅行当日ー
おまたせー
さ、行きましょうか
10時に出るって言っただろ
少し待たせただけじゃない
あれ、混んでるね、あっち回ったら？
知らない道に行ったらそれこそ何があるか…
いや、最短距離はこの道だ
すぐお食事運びましょうか？
ああ、じゃ
いえ、まず風呂に行くので！
まずこのホテルの売りの風呂に入らなくてはならない！
それじゃおやすみ！
睡眠時間は○時間以上じゃないと病気になる！
ちょっと、話がしたかったのに
22:00
早く寝なくてはいけない
翌朝
時間だ、出かけるぞ
この地方の見所を効率よく回らなくてはいけない！
具合悪そうだけど大丈夫？

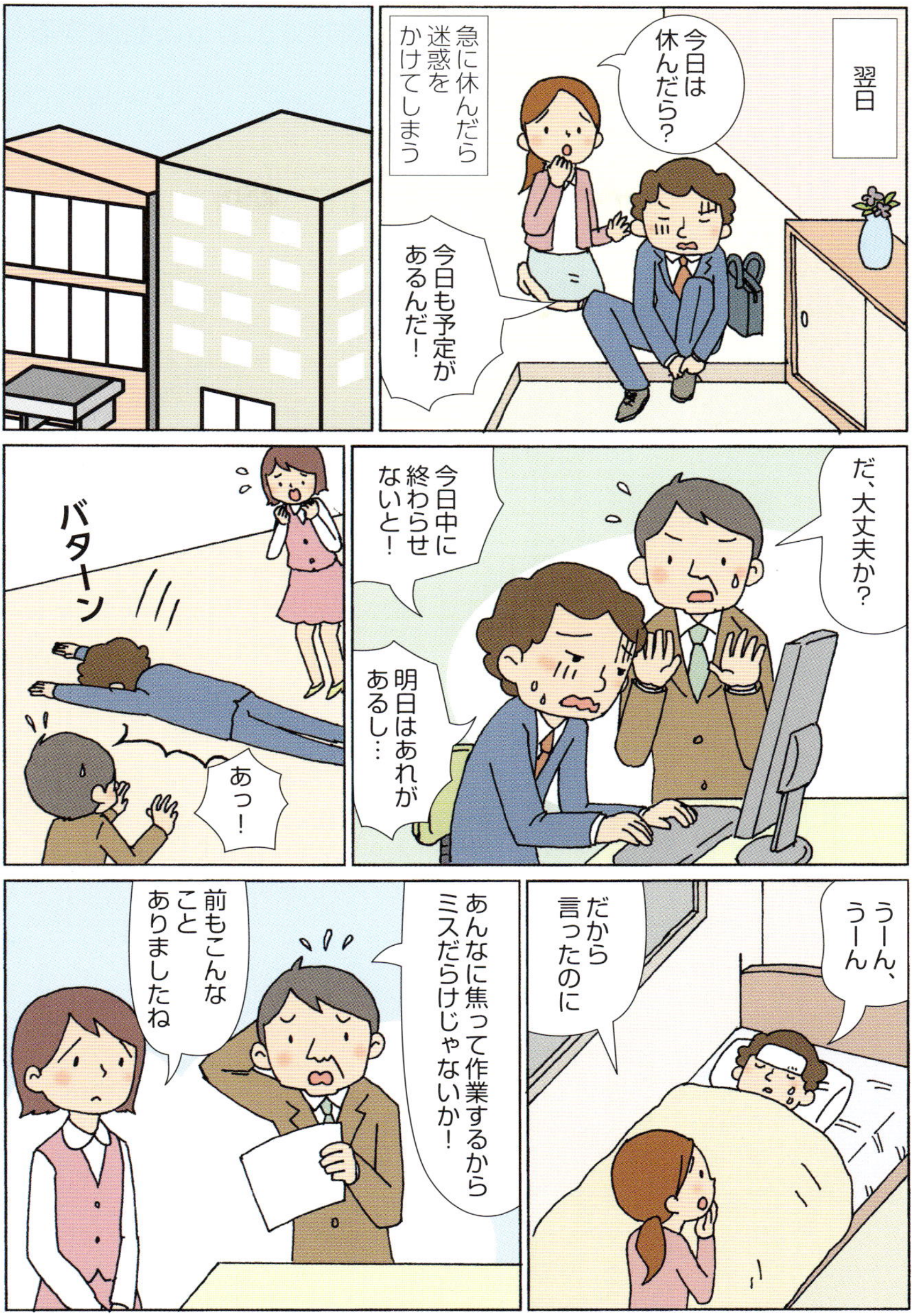
翌日
今日は休んだら？
急に休んだら迷惑をかけてしまう
今日も予定があるんだ！
だ、大丈夫か？
今日中に終わらせないと！
明日はあれがあるし…
バターン
あっ！
うーん、うーん
だから言ったのに
あんなに焦って作業するからミスだらけじゃないか！
前もこんなことありましたね

……もしかしたら、それは強迫性パーソナリティ障害（94頁参照）のためかもしれません。

## 家族とこんなこと　お互いのペースに合わせて、じっと我慢する

家族や夫婦の関係ではお互いが一人でいるときが必要です。でも、過剰に依存心が強いと、お互いがつらくなってしまいます。

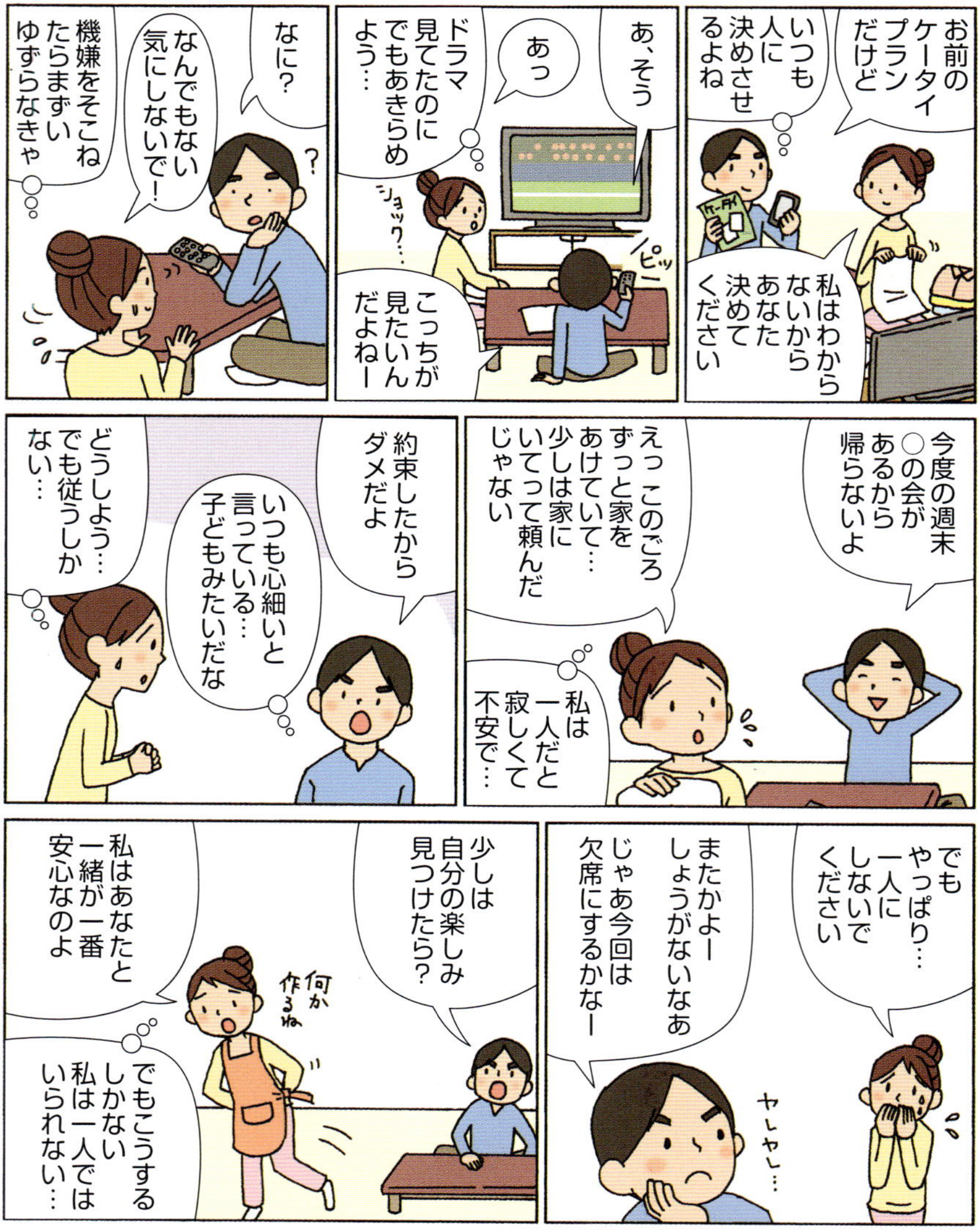
お前のケータイプランだけど
いつも人に決めさせるよね
ケータイ
私はわからないからあなた決めてください
あ、そう
あっ
ドラマ見てたのにでもあきらめよう…
ショック…
ピッ
こっちが見たいんだよねー
なに?
?
なんでもない気にしないで!
機嫌をそこねたらまずいゆずらなきゃ
今度の週末○の会があるから帰らないよ
えっ このごろずっと家をあけていて…少しは家にいてって頼んだじゃない
私は一人だと寂しくて不安で…
約束したからダメだよ
いつも心細いと言っている…子どもみたいだな
どうしよう…でも従うしかない…
でもやっぱり…一人にしないでください
またかよーしょうがないなあ
じゃあ今回は欠席にするかなー
ヤレヤレ…
少しは自分の楽しみ見つけたら?
私はあなたと一緒が一番安心なのよ
何か作るね
でもこうするしかない私は一人ではいられない…

……もしかしたら、それは依存性パーソナリティ障害（98頁参照）のためかもしれません。

第１章

# パーソナリティ障害の基礎知識
## ～正しい知識を持って障害に取り組む

パーソナリティ障害は珍しいものではありませんが、誤解が多い障害でもあります。その特徴や発症する要因などを説明します。

# パーソナリティ障害とは

## まず「パーソナリティ」とは

「パーソナリティ障害」とは、パーソナリティに著しい偏りがあり、社会生活を送るのに支障をきたしている状態をいいます。本人が自覚することが難しく、まわりの人のその人に対する誤解が生じやすくなっています。

パーソナリティ障害を正しく理解するために、まずパーソナリティとは何かを考えてみましょう。

人は、同じ1つのことを体験しても、それぞれ異なる反応や受け取り方をするものです。

逆に、ある特定の人の多くの物事に対する反応や受け取り方をよく見てみると、どこか共通するパターンがあるものです。

つまり、ものの見方や考え方、人々や社会への態度などには、その人特有のパターンがあるのです。それらを総合したものが、パーソナリティです。

では、パーソナリティは、どうして人によって異なるのでしょうか。

生まれたての赤ちゃんでも、活発な子と大人しい子がいます。人は、生まれながらに固有の「気質」を持っているのです。気質は、遺伝など先天的なものであり、その人のパーソナリティの基礎部分と考えられます。

さらに、成長の過程のなかで、教育を受けたり、社会で人と交流したりしていくことで、周囲の人や物事とどういった関わり方をするのかを学び、身につけていきます。これが、「性格」です。

パーソナリティは、気質と性格が統合されたものと考えられています。人は持って生まれるものも経験もそれぞれ異なるので、パーソナリティもその人独自のものになります。

## パーソナリティとは

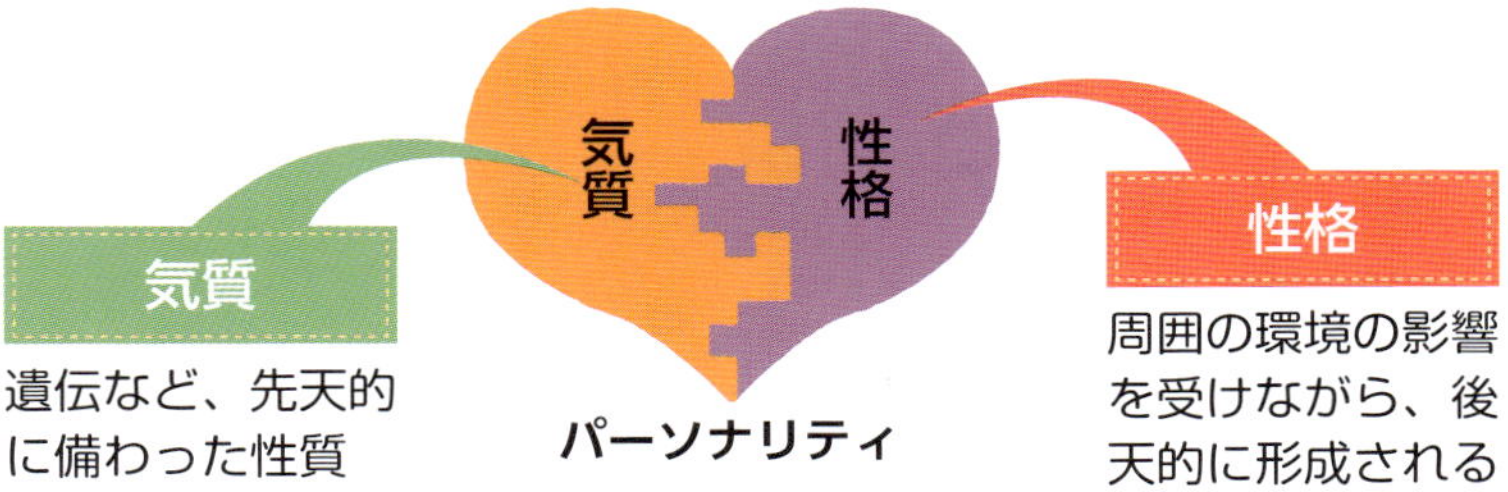
気質
性格
気質
遺伝など、先天的に備わった性質
パーソナリティ
性格
周囲の環境の影響を受けながら、後天的に形成される

## 同じ体験でも受け取り方は異なる

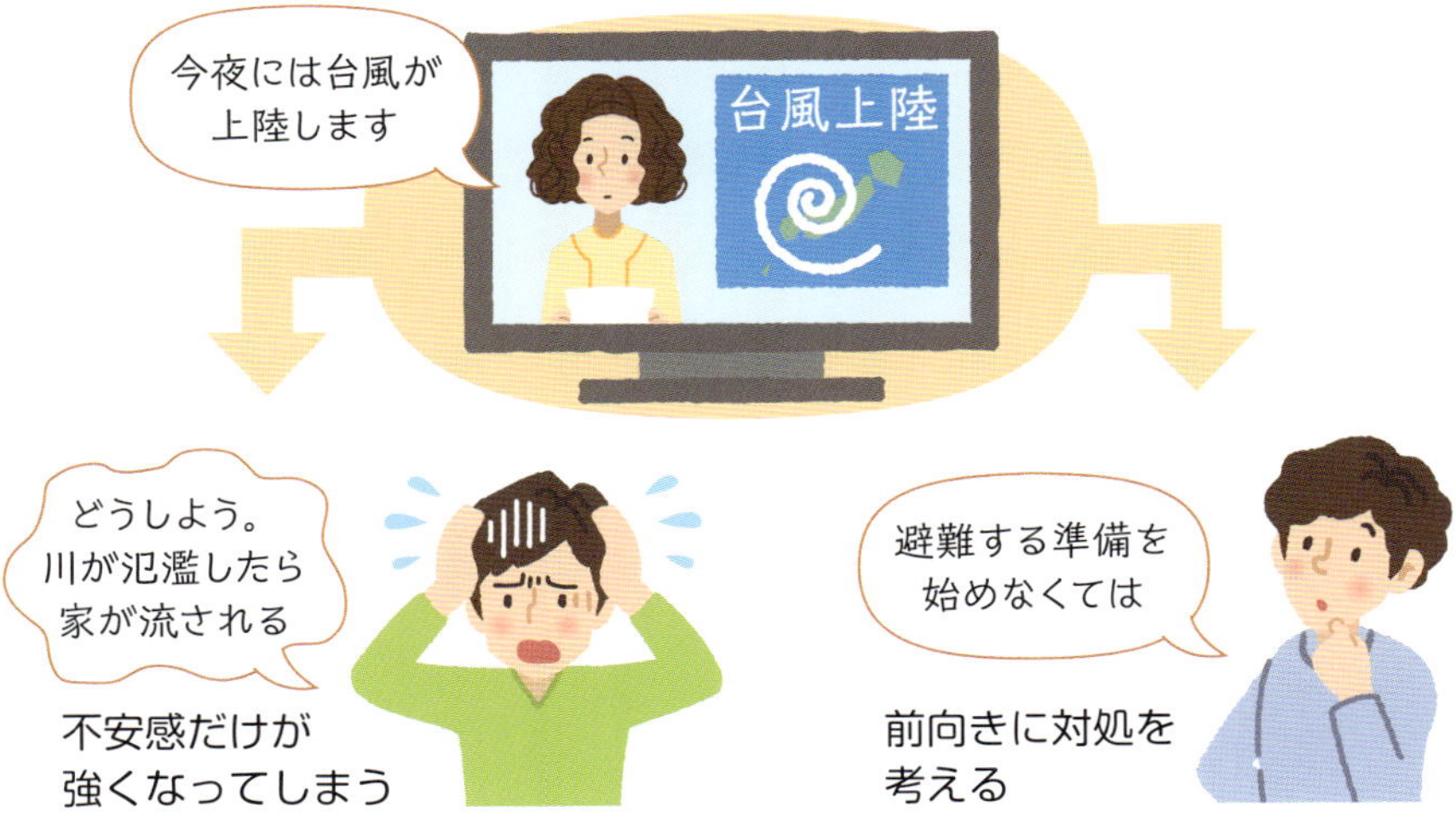
今夜には台風が上陸します
台風上陸
どうしよう。川が氾濫したら家が流される
不安感だけが強くなってしまう
避難する準備を始めなくては
前向きに対処を考える

### 「人格障害」とはもういわない

パーソナリティ障害は、かつて「人格障害」と呼ばれていました。しかし、日本語の「人格」は、英語の「Personality」の意味に加え、道徳観や倫理感を含めた人間性を示します。このため、人格障害という言葉は、その人の人間性に問題があると誤解されるなど、否定的なイメージを持たれやすかったのです。そのため、現在では、パーソナリティ障害という言葉が使われています。

## パーソナリティに著しい偏りがある

ほかの人と会話したり、行動をともにするなかで、「この人は自信家だ」「何ごとにも、真面目な人だ」など、その人のパーソナリティを感じることがあると思います。育ってきた環境や性別、年齢などに違いがあるように、人の発言への反応や仕事の取り組み方などは人それぞれです。

ところが、常識的な〝違い〟の範囲を超える極端な言動をとって、周囲との軋轢《あつれき》を生んでしまうのが、パーソナリティ障害の人です。

パーソナリティ障害の人は、物事の受け止め方が極端だったり、考え方が偏っていたり、柔軟性に欠けていたりするためです。たとえば、極端に自身過剰である（優越感が強い）、逆に自身喪失気味である（劣等感が強い）、猜疑心《さいぎ》が強い、人を安易に信じるなどがあります。

周囲の人は、パーソナリティ障害の人の言動にショックを受けたり、振り回されたりしてしまいます。その人とのコミュニケーションがうまくいかず、困惑したり、拒絶してしまうことも少なくありません。

しかし、本人は自分の言動に問題があることを自覚しておらず、周囲の人のネガティブな反応の意味が理解できないことがしばしばあります。「なぜ、わかってもらえないのだろう」という思いから、生きづらさを感じたり、さらに言動が極端になったりすることもあります。

これがパーソナリティに著しい偏りがあるということです。

もちろん、人は誰でも多かれ少なかれパーソナリティの偏りをもっているものです。〝ちょっと変わった〟人や〝個性的な〟人に会うことは、珍しくはないでしょう。

しかし、そのために本人が生きづらさを感じていたり、周囲の人がつらい思いをしたりしているならば、なんらかの支援が必要です。

## パーソナリティの著しい偏りとは？

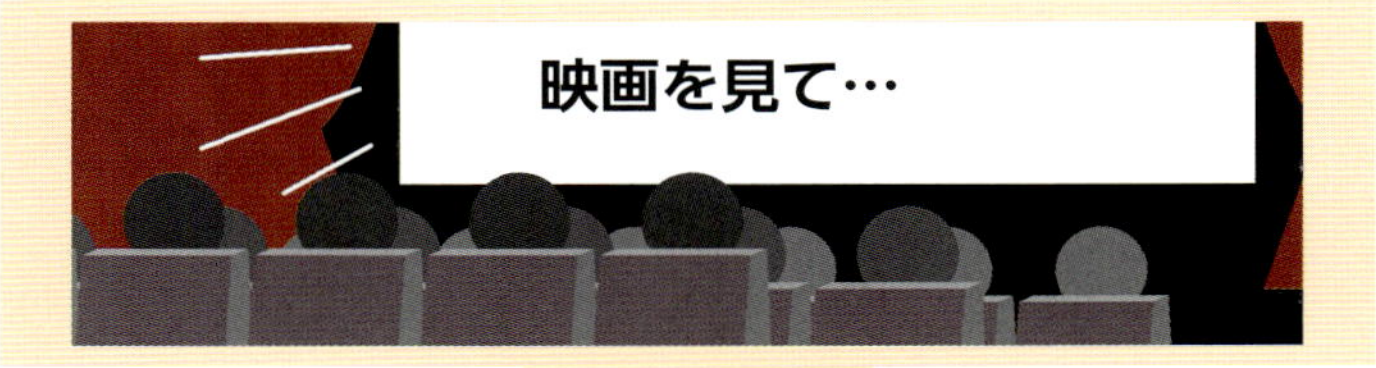
映画を見て…

### パーソナリティ障害がない人

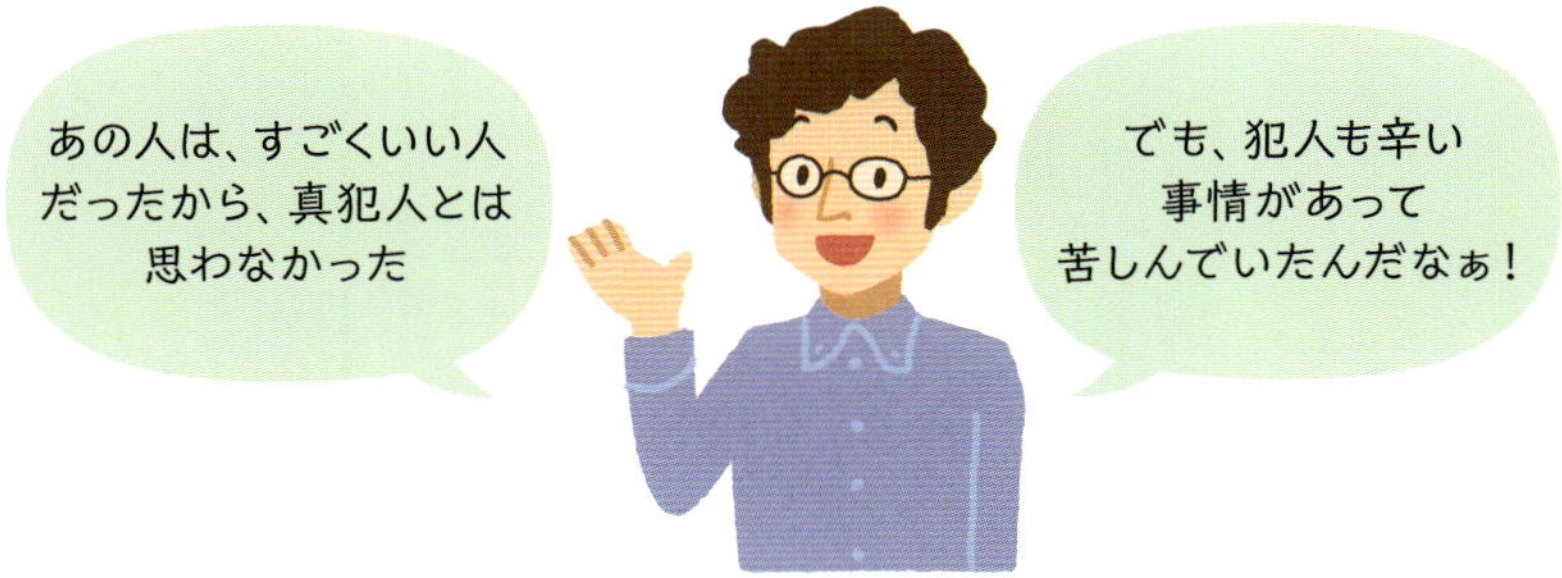
あの人は、すごくいい人だったから、真犯人とは思わなかった
でも、犯人も辛い事情があって苦しんでいたんだなぁ！

### パーソナリティ障害がある人

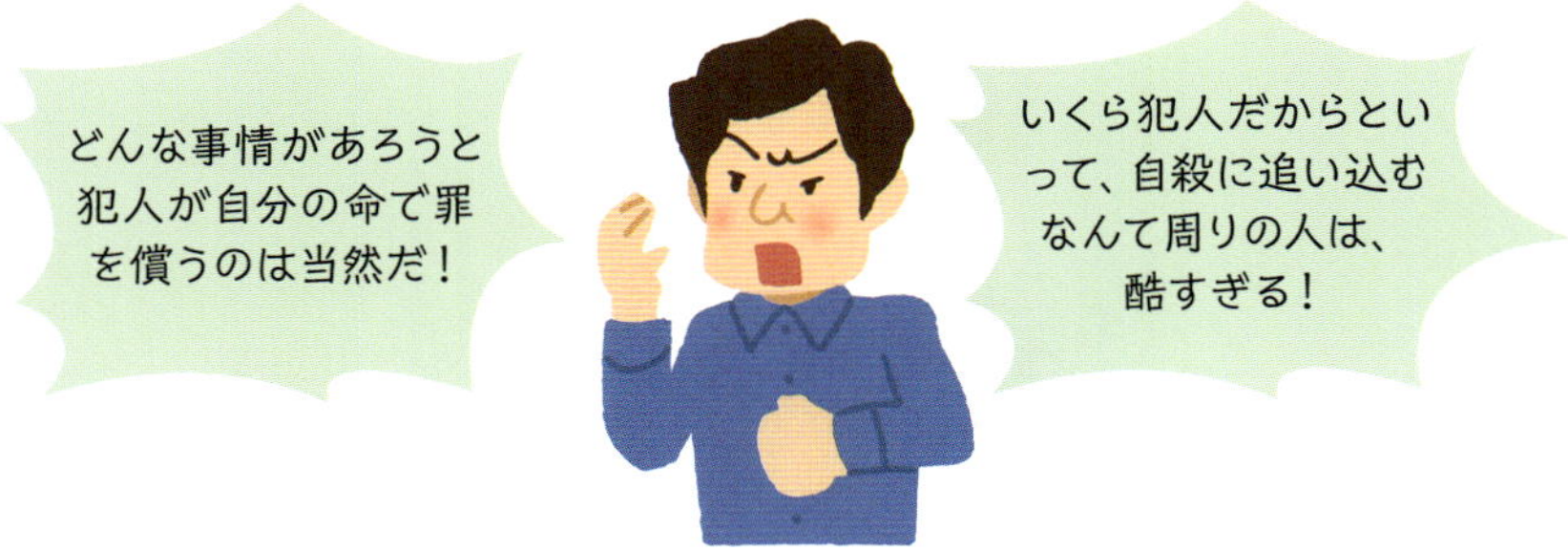
どんな事情があろうと犯人が自分の命で罪を償うのは当然だ！
いくら犯人だからといって、自殺に追い込むなんて周りの人は、酷すぎる！

パーソナリティ障害がある人は、他の人の「こうなるだろう」に当てはまらない考え方や言動を見せる

→ **周囲の人とうまくコミュニケーションが取れず、困難な状況を生む**

## 障害なのかの判断は？

〝パーソナリティの偏り〟とパーソナリティ障害の特徴の違いや共通性はどこにあるのでしょうか。

パーソナリティ障害の診断には、アメリカ精神医学会の『DSM-5診断基準』*が使われています。

大まかに説明すると、パーソナリティ障害のある人には、**偏った考え方や言動のパターンがあり、それは青年期か成人期早期*から現れており、その偏りのために社会生活に問題が起きている**、ということになります。薬物やケガなどによって、症状が一時的にあらわれた場合とは違います。

パーソナリティに強い偏りがあっても、問題なく生活できているのならば、それは障害ではありません。実際に、社会で問題なく生活している人のなかにも、パーソナリティの偏りを持つ人は珍しくありません。

パーソナリティ障害か否かは、パーソナリティの偏りの強さだけではなく、それに加えて本人の生きづらさなどの主観な苦痛、および本人の人間関係や社会生活での困難が持続的に発生しているかどうかで判断します。

ただ、パーソナリティ障害は、本人にも、周囲の人にもわかりにくいものです。また、親しくない人に、自分をさらけ出さない特性があるため、よほど親しくならないと気がつきにくいことがあります。

パーソナリティ障害と診断される人でも、はじめから問題があるのではなく、人生のなかで何か困難を感じた経験があり、それらに自分なりに対応しようとした結果、苦しみが強まるということが多くあります。

パーソナリティ障害で治療を受ける患者さんは、抑うつ症状や心身の不調に悩んで受診するか、リストカットや過食、アルコール依存などの行動から周囲の人が心配して連れてくることが多いのです。

**用語解説**

**DSM-5**　アメリカ精神医学会の作成している精神疾患の診断分類、改訂第５版のこと。

**成人期早期**　医学的には、20歳前後の精神的発達の完了した時期から50歳前後の老化の始まる時期を成人期と呼ぶが、そのうち29歳くらいまでが早期。

## パーソナリティ障害の全般的診断基準

「障害」なのかどうかを、判断するための基準です

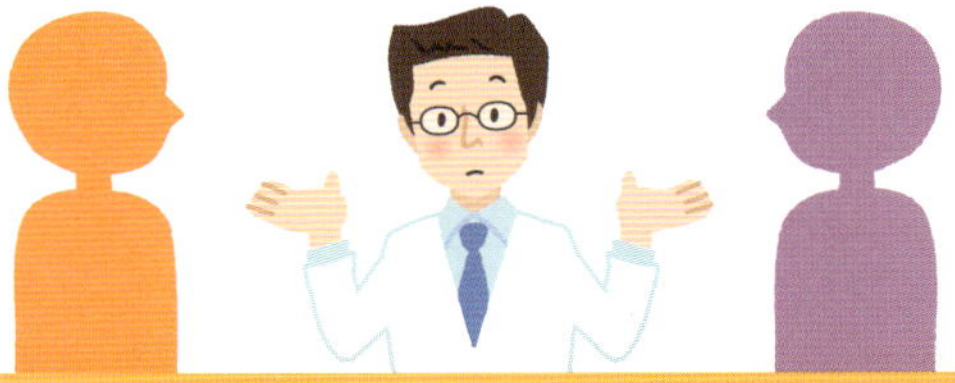

| DSM-5におけるパーソナリティ障害の全般的診断基準（一部省略） | |
|---|---|
| A | その人の属する文化から期待されるものより著しく偏った、内的体験および行動の持続的様式。この様式は以下のうち２つ（またはそれ以上）の領域に現れる。 |
| | **1. 認知**<br>（すなわち、自己、他者、および出来事を知覚し解釈する仕方） |
| | **2. 感情性**<br>（すなわち、情動反応の範囲、強さ、不安定さ、および適切さ） |
| | **3. 対人関係機能** |
| | **4. 衝動の制御** |
| B | その持続的様式は柔軟性がなく、個人的および社会的状況の比較的広い範囲に広がっている。 |
| C | その持続的様式は臨床的に意味のある苦痛または、社会的、職業的、または他の重要な領域における機能の障害を引き起こしている。 |
| D | その様式は安定し、比較的長時間続いており、その始まりは少なくとも青年期または成人期早期にまでさかのぼることができる。 |
| E | その持続的様式は、他の精神疾患の表れ、またはその結果ではうまく説明されない。 |
| F | その持続的様式は、物質（例：乱用薬物、医薬品）または他の医学的疾患（例頭部外傷）の直接的な生理学的作用によるものではない。 |

「DSM-5 精神疾患の診断・統計マニュアル」（医学書院 2014）より改変

## 見過ごしたり、放っておくと…

パーソナリティ障害は放っておくと問題が大きくなってしまうことがあります。

本人にとって快適な環境にいたり、物事がうまくいっているときは、パーソナリティ障害の人も穏やかに過ごせるかもしれません。

しかし、何かトラブルが起きたときに、パーソナリティ障害がある人は、柔軟な考え方ができないために、問題を大きくしてしまいます。

たとえば、多くの人にとっては「軽いケンカ」「ちょっとした行き違い」のような出来事でも過度に深刻に考えたり、ひどい侮辱のように受け止め、強いストレスを感じたりします。そういったことが重なって、パーソナリティの偏りをさらに強めてしまうことがあります。

パーソナリティ障害のために人間関係のトラブルを招き、それがストレスとなってその特徴を悪化させ、さらに人間関係の摩擦を生んでしまうという悪循環が生じる可能性があります。やがて、周囲から孤立して、自分の居場所を失い、社会生活が送れなくなることもあります。

また、パーソナリティ障害のある人は、周囲の人とのトラブルの経験から、「自分は何をやってもダメだ」という思いにとらわれ、うつ病を併発してしまうことが多くあります。うつ病は悪化すると自殺につながることがあるので、特に注意が必要です。

ほかに、パーソナリティ障害から生じやすい精神疾患には、「不安障害」や「強迫性障害」「双極性障害」「摂食障害」などがあります（58頁参照）。

逆に、これらの病気に先に気づき、治療のために病院に通ううちに、パーソナリティ障害があることがわかることもあるのです。

次項からは、パーソナリティ障害の症状を詳しく説明しましょう。

## パーソナリティ障害に気づいていないと…

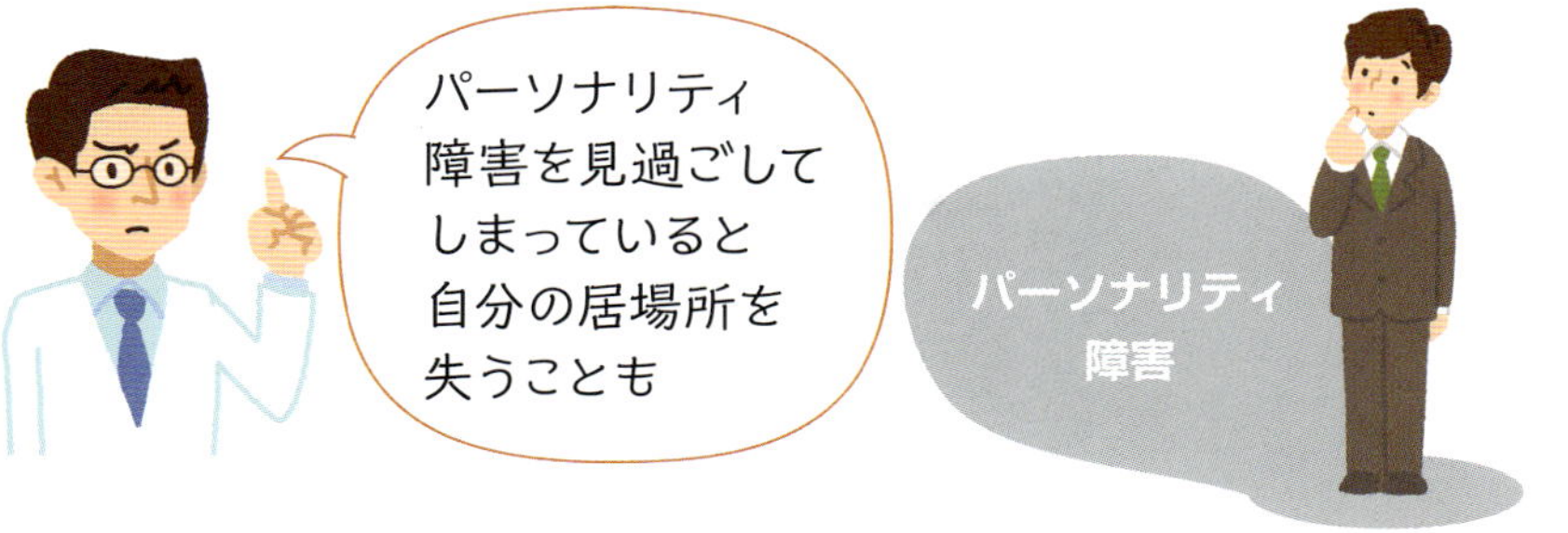
パーソナリティ
障害を見過ごして
しまっていると
自分の居場所を
失うことも
パーソナリティ
障害

### たとえばささいなトラブルやいさかいを重く受け止めてしまうと…

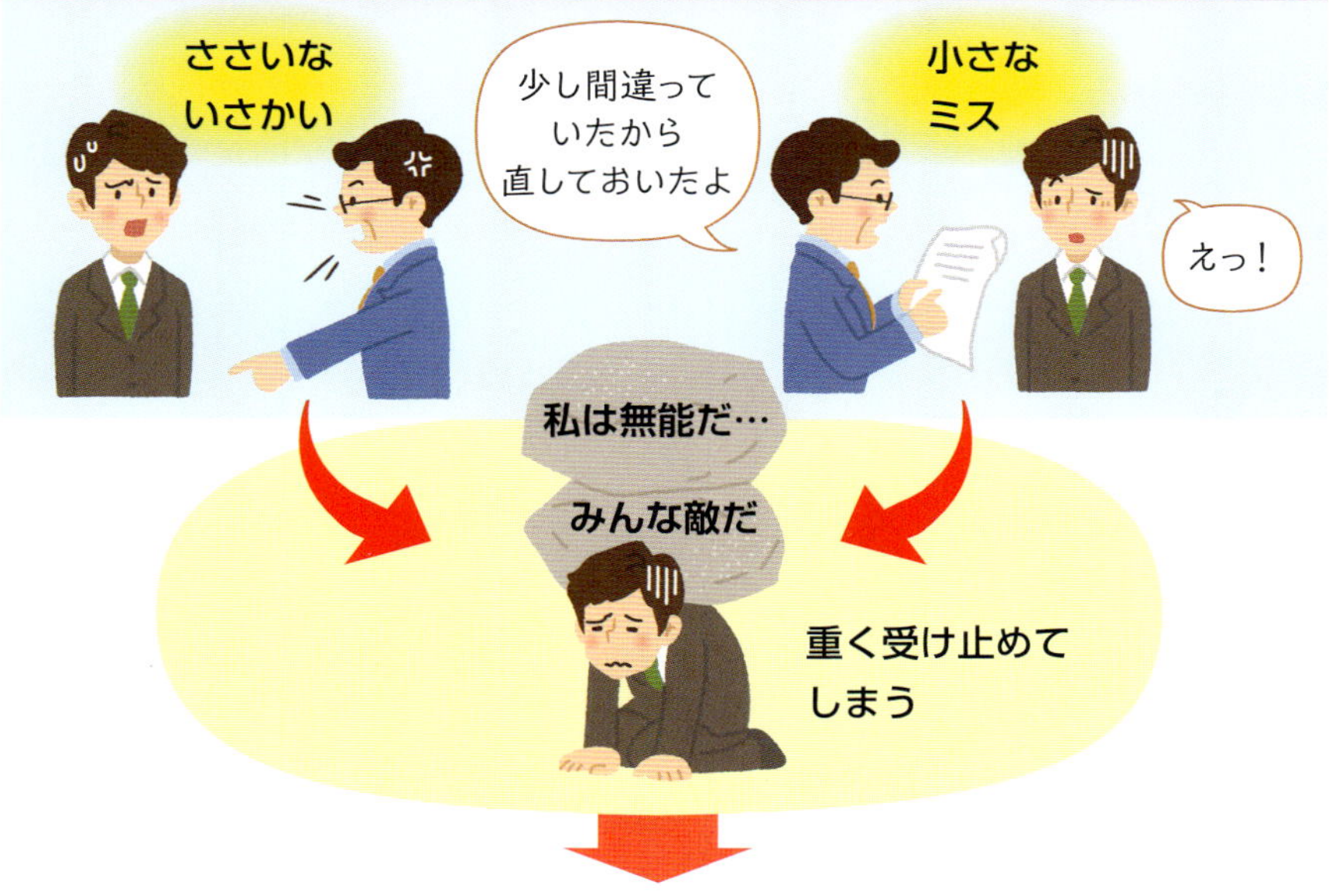
ささいな
いさかい
少し間違って
いたから
直しておいたよ
小さな
ミス
えっ！
私は無能だ…
みんな敵だ
重く受け止めて
しまう

### 社会のなかで居場所を失う

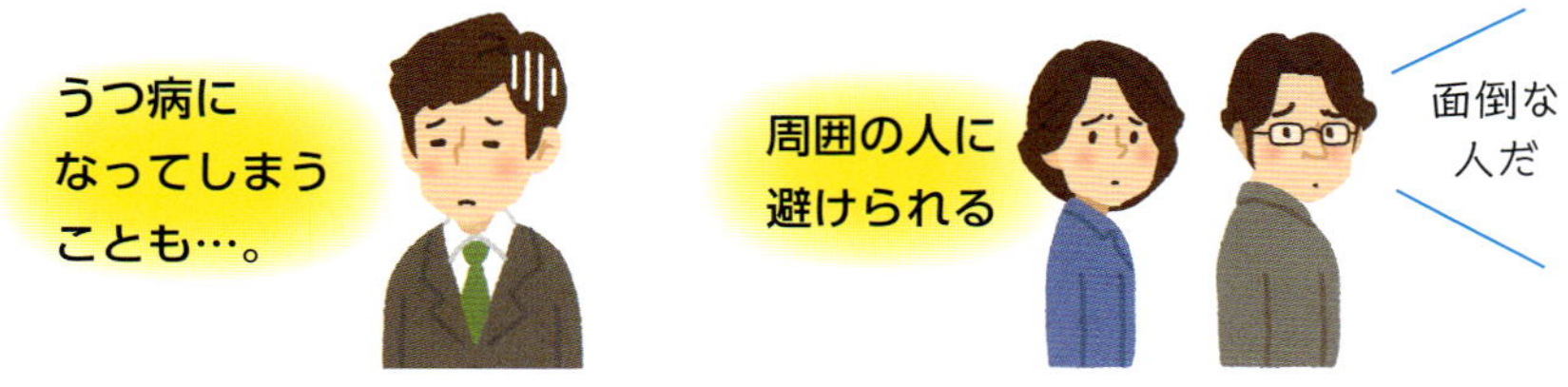
うつ病に
なってしまう
ことも…。
周囲の人に
避けられる
面倒な
人だ

# パーソナリティ障害の主な症状

## 全か、無か、両極端な認知をする

パーソナリティ障害のある人の心の中には、どんな世界が広がっているのでしょうか。

パーソナリティ障害にはいくつかタイプがあり、「DSM-5」では約10種類に分けられています。それぞれ独特のパターンをもっています。しかし多くのパーソナリティ障害に共通にあらわれる特徴もあります。

その1つが、「全」か「無」か、という両極端な認知の仕方をすることです。

物事には、グレーゾーンや、あいまいな部分、よくも悪くもないこと、というものが存在します。

しかし、パーソナリティ障害の人は、それが理解できません。二極にはっきり分けてしまうのです。

たとえば、パーソナリティ障害のある人が趣味として写真を始めようとカメラを購入するとします。どんなカメラが良いのか時間をかけて調べ、やっと手に入れた理想のカメラでしたが、うっかり落として少し傷ついてしまいました。すると、その人はそのカメラを捨ててしまい、さらにカメラの趣味自体も止めてしまったのです。このように、部分的な問題によって全体的な評価が影響されてしまうことがあります。

そしてこのような極端さは、人に対してもあらわれます。ある人と仲良く過ごしていたのに、小さなことでもめた途端に、その人との友情はなくなり、非常に攻撃的な態度をとるようになってしまうとか、人を常に自分より上か下かで考えてしまい、対等な関係を結べないといったことが起きます。

物事の捉え方、考え方に柔軟性がないために、現実的な対応である〝ほどほど〟ができないのです。

## パーソナリティ障害の主な症状① 両極端な認知をする

**パーソナリティ障害がある人**

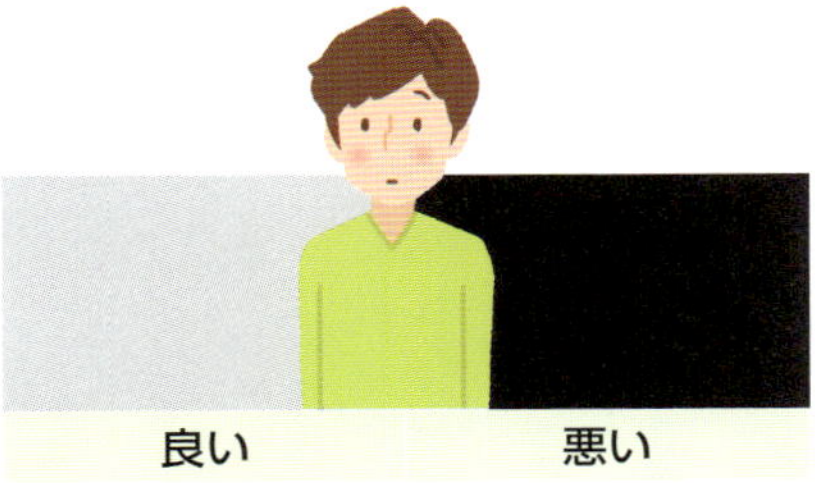
良い
悪い

良いか悪いか、物事を白黒はっきりと分ける

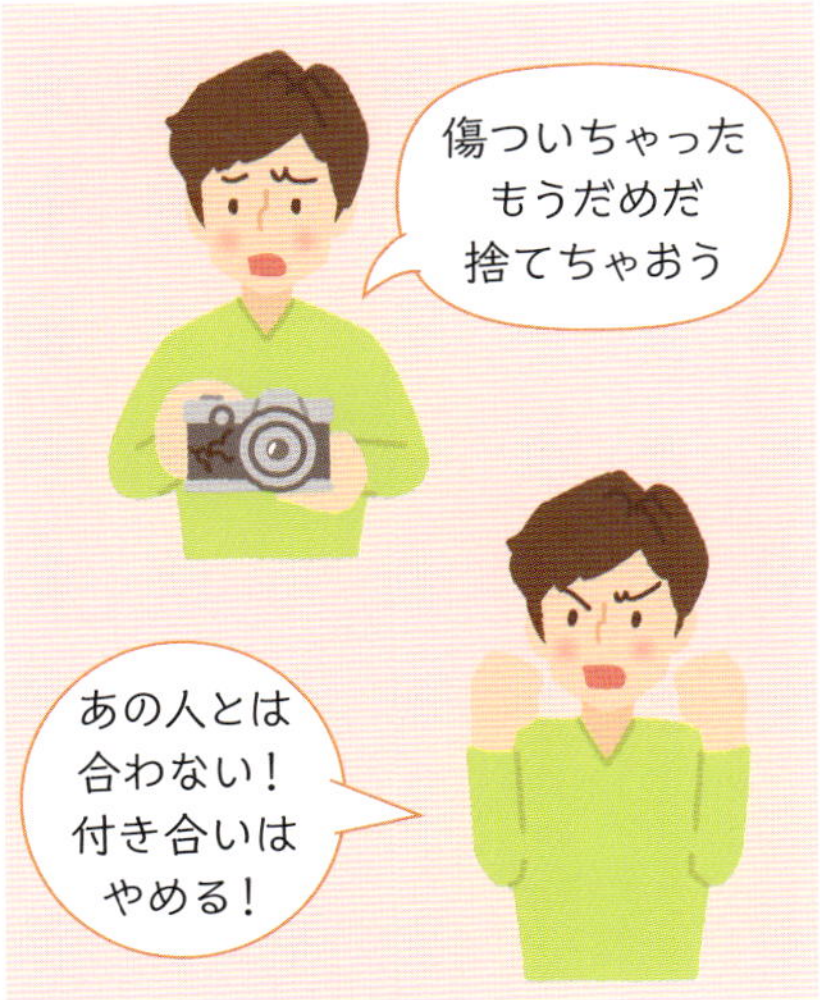
傷ついちゃった もうだめだ 捨てちゃおう
あの人とは 合わない！ 付き合いは やめる！

**パーソナリティ障害がない人**

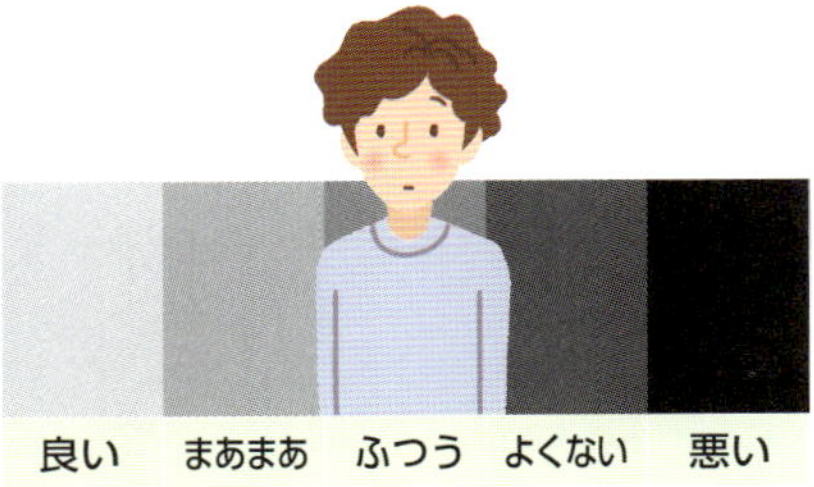
良い
まあまあ
ふつう
よくない
悪い

グレーゾーンがあり、物事の見方に幅がある

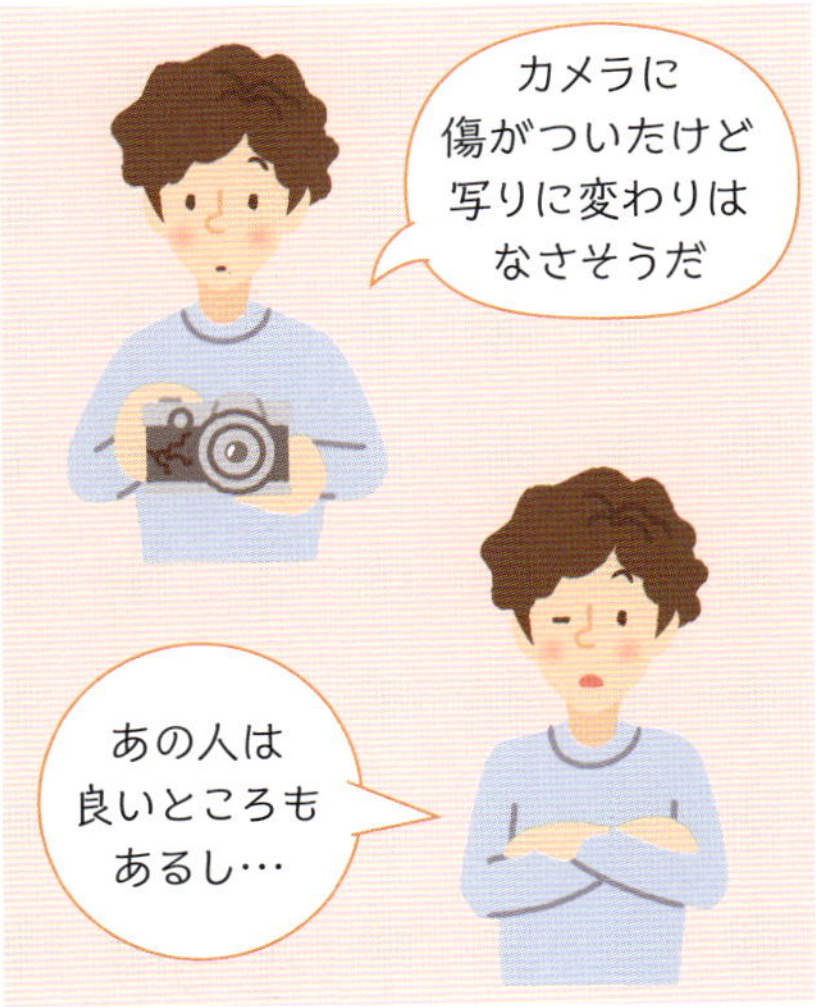
カメラに 傷がついたけど 写りに変わりは なさそうだ
あの人は 良いところも あるし…

**「あいまい」や、「ほどほど」が無い**

## 自分が良いと思うことは他者も良いと思っている、と思い込んでいる

パーソナリティ障害のある人は、自分勝手な人だと評価されることがよくあります。確かに、パーソナリティ障害の人は自己本位*に見える行動をとることが多いのです。

この原因の一つは、パーソナリティ障害の人が、「自分」と「他者」の境をきちんと分けて、認知できていないことにあります。自分が「良い」と思うことは他者も良いと思っていると、思い込んでしまうのです。もちろん、パーソナリティ障害の人も、理屈では自分と他者の違いをわかっています。

しかし、いざ何か行動しようというときに、自分のふるまいを他人がどう感じるかということに意識が向かなかったり、考えられなかったりします。客観性に欠けているといってもよいでしょう。

現代の日本は、「空気を読む」「みんなに合わせる」ことを重要視する社会になっているので、パーソナリティ障害の人の自分が希望することは他の人も同様だと思い込んでいる行動は、自分勝手だと思われてしまいます。周囲の人に「場の空気を壊す」あるいは、「自分に合わせることを皆に求める」と、受け取られがちです。しかし、本人は皆もそれで良いと思っていると思い込んでいるので、周囲の不満を理解できず、逆に自分が不当な非難を浴びているように感じてしまうのです。

さらに、自分と自分以外との境目を認識しにくいために、自分の問題や機嫌の悪さを周囲の問題としてとらえてしまうこともあります。

こういった傾向から、パーソナリティ障害の人には、「自分は損をしている」「いつも面倒が起きる」という思いが鬱積《うっせき》しやすく、そのストレスから障害を悪化させてしまいます。

次はパーソナリティ障害のある人が抱いている不安感について説明しましょう。

用語解説　自己本位　物事を自分中心に考えて、行動すること。

## パーソナリティ障害の特徴②

**自分が良いと思うことは他者も良いと思っている、と思い込む**

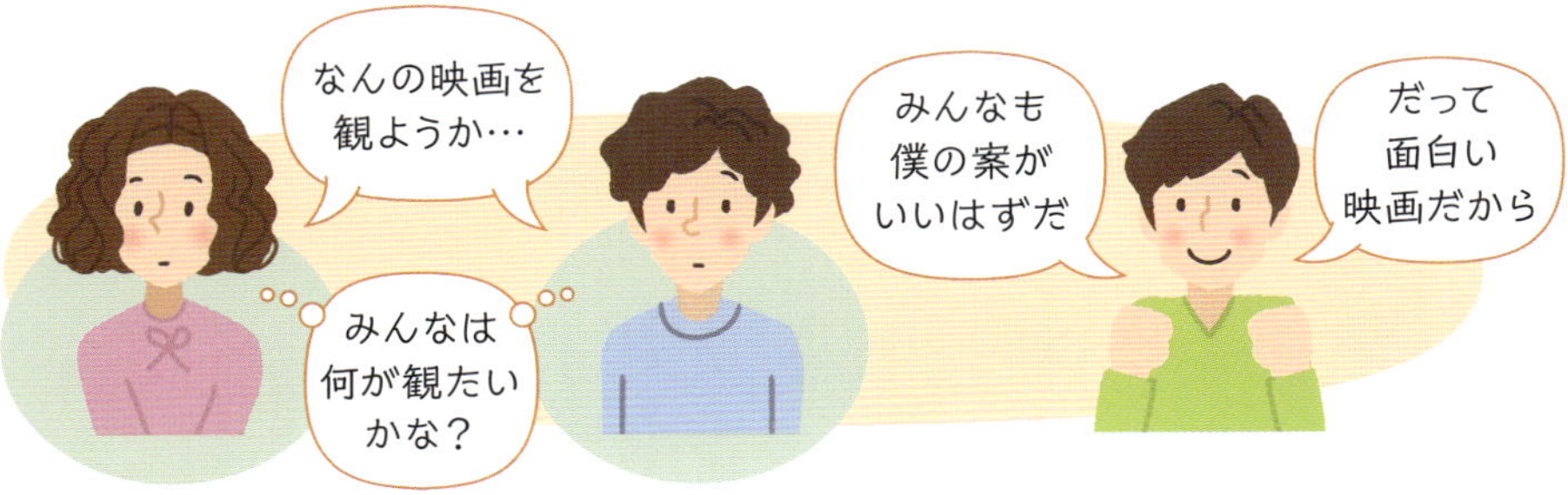
なんの映画を
観ようか…
みんなは
何が観たい
かな？
みんなも
僕の案が
いいはずだ
だって
面白い
映画だから

**自己本位だと…**

**他の人の意見を聞かずに
思い込みで決めてしまうことも…**

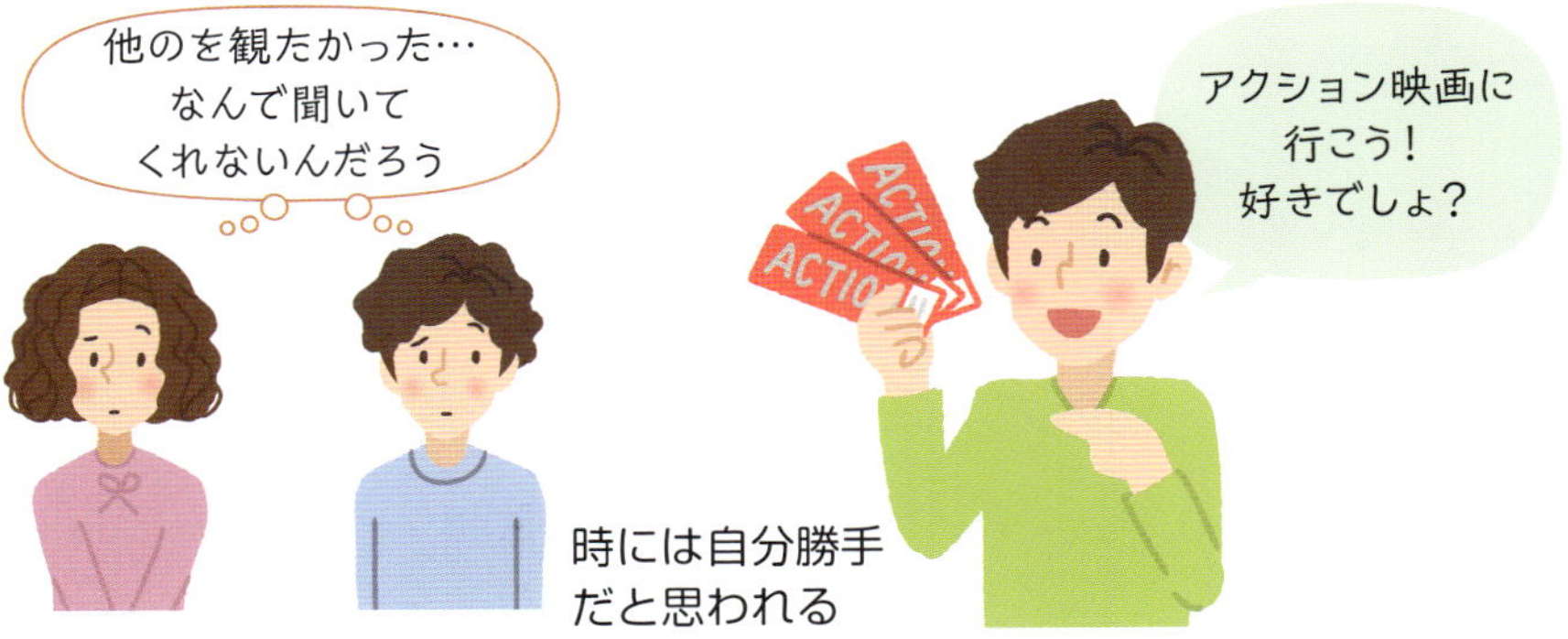
他のを観たかった…
なんで聞いて
くれないんだろう
アクション映画に
行こう！
好きでしょ？
ACTION
時には自分勝手
だと思われる

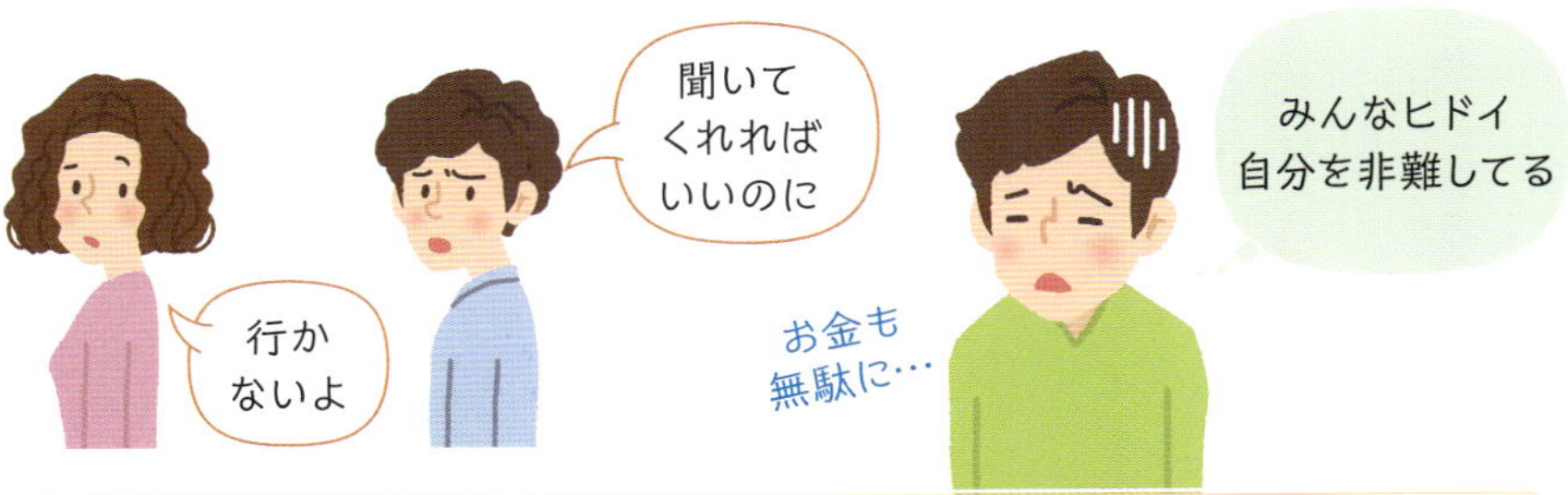
聞いて
くれれば
いいのに
行か
ないよ
みんなヒドイ
自分を非難してる
お金も
無駄に…

**自分が引き起こした悪い状況を周囲のせいにして、
ストレスを一層強く感じることになる**

## 人を信じられない、人に安心感をもてない

人は社会のなかで生きています。人との関わりは、生活していく上で必ず生まれます。そして人に対する信頼感、安心感は、そのベースとなる大切なものです。

ところが、パーソナリティ障害の人のなかには、それを持てないでいる人がいます。人との関係をつくる上でのベースの部分が不安定なために、そのような人はさまざまな困難をつくり出してしまいます。

たとえば、人と一緒にいると、常に緊張し続け、うまくコミュニケーションが取れない人がいます。

逆に、表面上は人付き合いがよくても、人間関係があるところまでいくと、踏み込むのをやめてしまう人もいます。人を心の底から信頼していないので、本当の意味で心を開くことができないのです。

異性に好意を示されたとしても、「いつか冷める」「自分をよく知らないから、そんなことを言うのだ」などと考えて、関係を深めることを避けてしまいます。

あるいは、相手の好意を信じることができず、くり返し「愛している」「必要だ」といった言葉や態度を求め続けることもあります。パートナーは信頼されていないことを示され続けるわけですから、疲れ果て、やがて関係が破綻してしまいます。

こういったタイプの人は、次々と相手を変えますが、気が多いというよりも、理想のパートナーを求めようとするあまり、かえって関係を壊したり、相手に失望することをくり返しているのです。

また、相手を信頼できないことから、何度も人を試すような行動を取ったり、裏切られて失望することを恐れて、自分から先に裏切ってしまったりする人もいます。

こういった、周囲の人に理解されがたいふるまいの根底には、パーソナリティ障害の人の「人への信頼感・安心感がもてない心」が隠されているのです。

## 人間関係がつくれない根底には…

パーソナリティ障害の人は身近な人々との
関わりを避けようとすることがあります

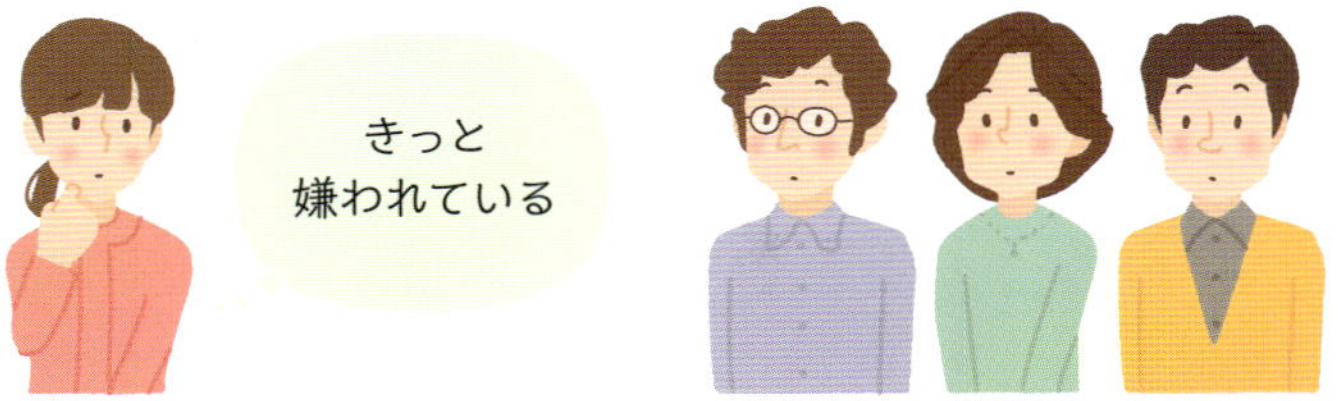
きっと
嫌われている

### 人といると気詰まりになる

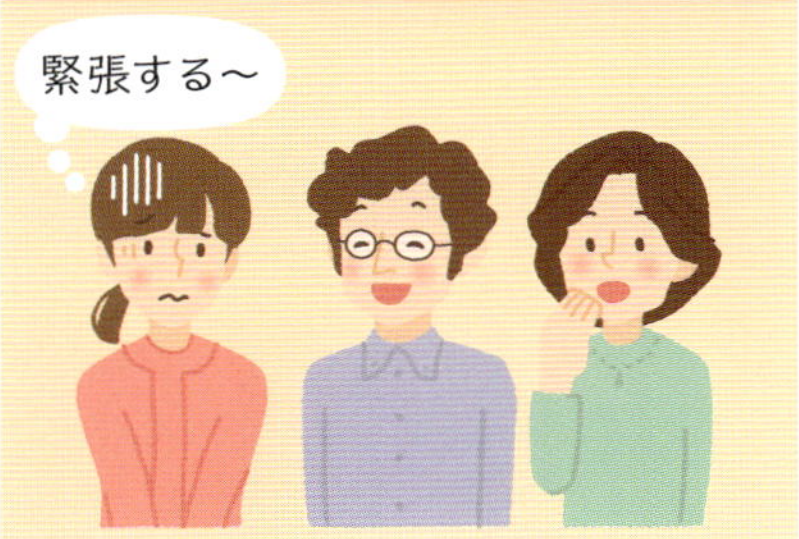
緊張する〜

### 人と深い関係が築けない

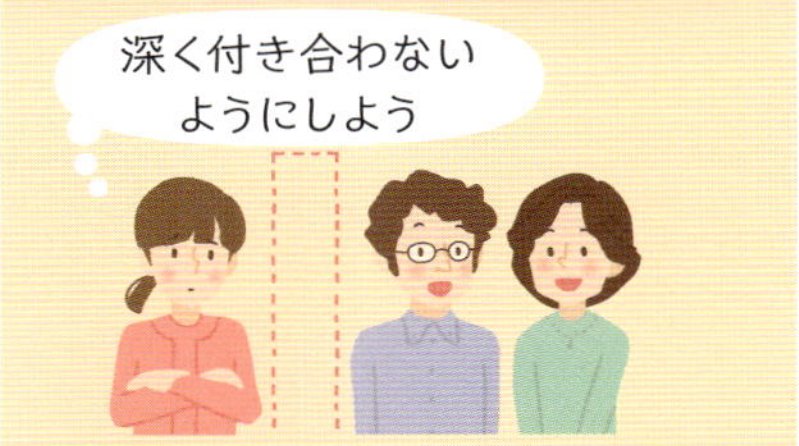
深く付き合わない
ようにしよう

自分で勝手に壁を作ってしまう

### 人の思いを信用できない

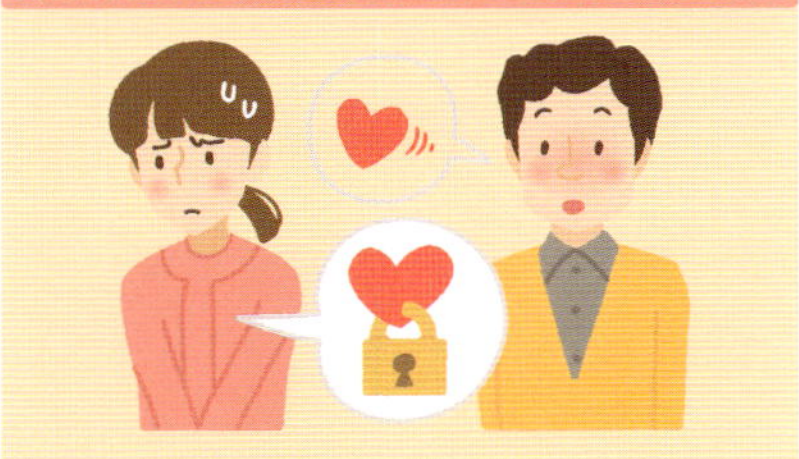

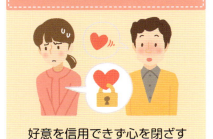

好意を信用できず心を閉ざす

### 失望を恐れ、自分から壊してしまう

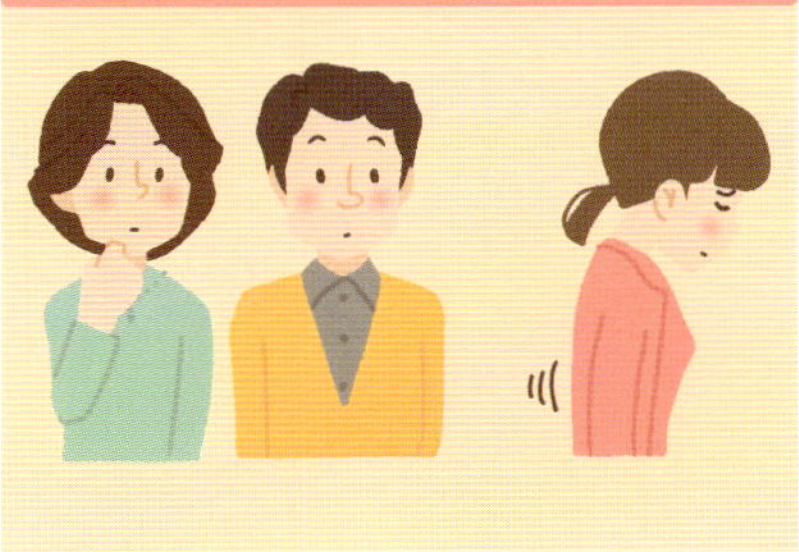

パーソナリティ障害の人は、人を心から信じられない、人に安心感が持てないことで、苦しんでいます。

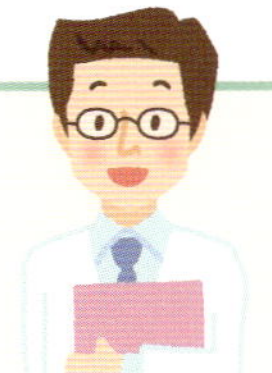

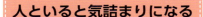

## 高すぎるプライドと劣等感が同居している

パーソナリティ障害のある人に一般的に見られる特徴の中に、自分自身に対する認知が周りとズレているということがあります。

パーソナリティ障害のある人の心には、自分自身に対する高すぎるプライドと強い劣等感のどちらか、もしくは両方が観察されることがあります。

もちろん、人は誰もがある程度は自分自身に対するプライドと劣等感があるものです。しかし、パーソナリティ障害のある人は、これらが強すぎるのです。高すぎるプライドによって、自分自身のイメージを理想化し、万能であるかのように思い込んでいることさえあります。このため、自分は特別で当然という思いを持ち、常に周囲の人からの強い賞賛を期待します。

一方で、パーソナリティ障害のある人には、強い劣等感を抱えている人もいます。このような人は、それまでの人生の中で理想の自己像と現実の自分の姿にギャップを感じています。

このため、周囲の人からの評価や意見を過剰に気にしてしまい、強いストレスを受けたり、不安を感じたりします。また、周囲に注目されることを避けようとして、極端に消極的になったり、控えめにふるまったりすることもあります。

高すぎるプライドと強すぎる劣等感という、一見矛盾する傾向の両方があると、パーソナリティ障害の人の言動は一層理解が難しいものとなります。

たとえば、機嫌よく話していてもその中で、軽いからかいやちょっとしたアドバイスがあると、それを自分への攻撃や侮辱のように受け止め、言い返したり、恨みを抱いたりしてしまうのです。

パーソナリティ障害の人は、アンバランスな心の働きによって、激しい怒りを感じやすく、それが衝動的行動に結びつくことがあります。

## 高すぎるプライドと劣等感がある

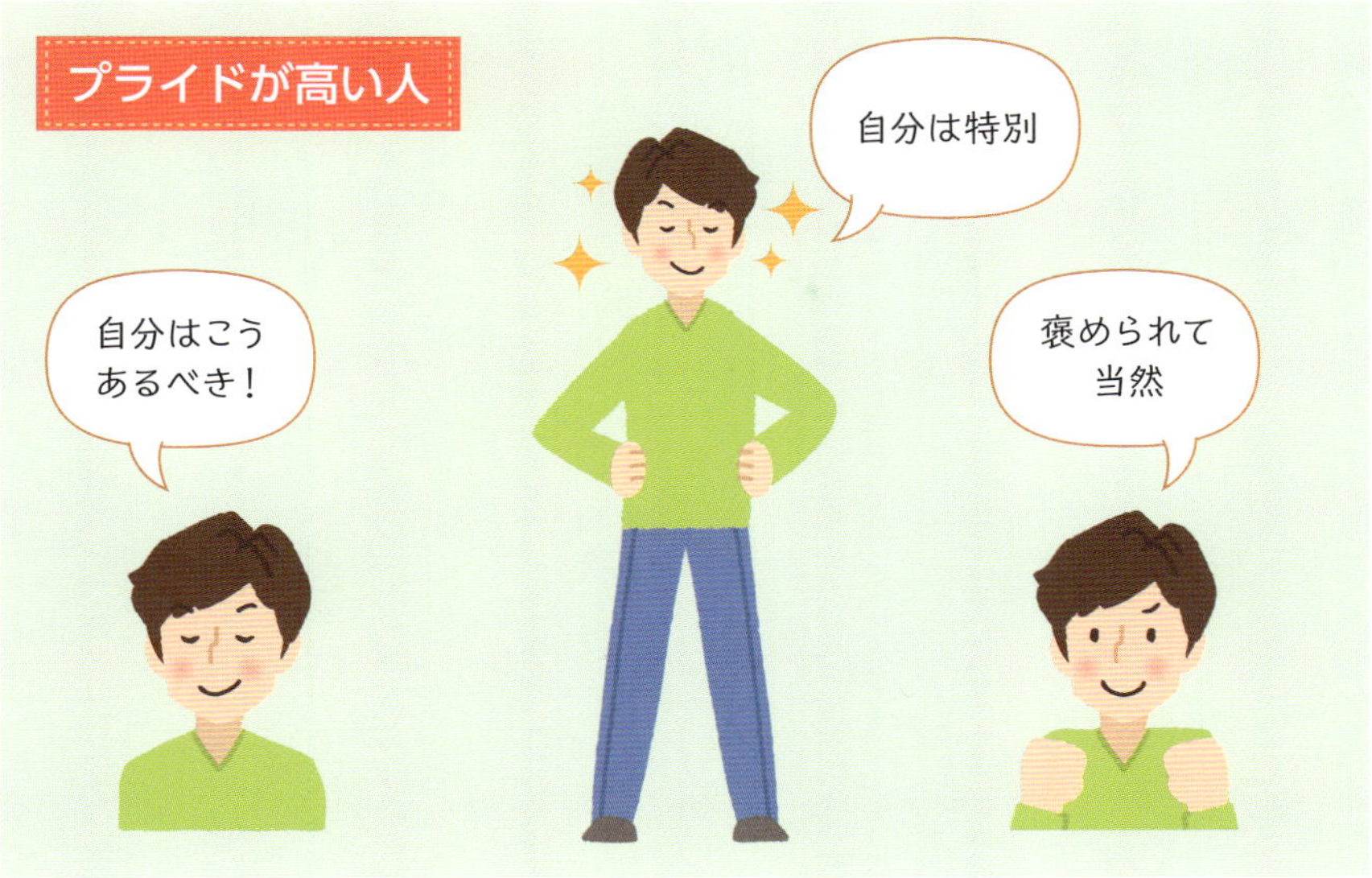
プライドが高い人
自分は特別
自分はこう
あるべき！
褒められて
当然

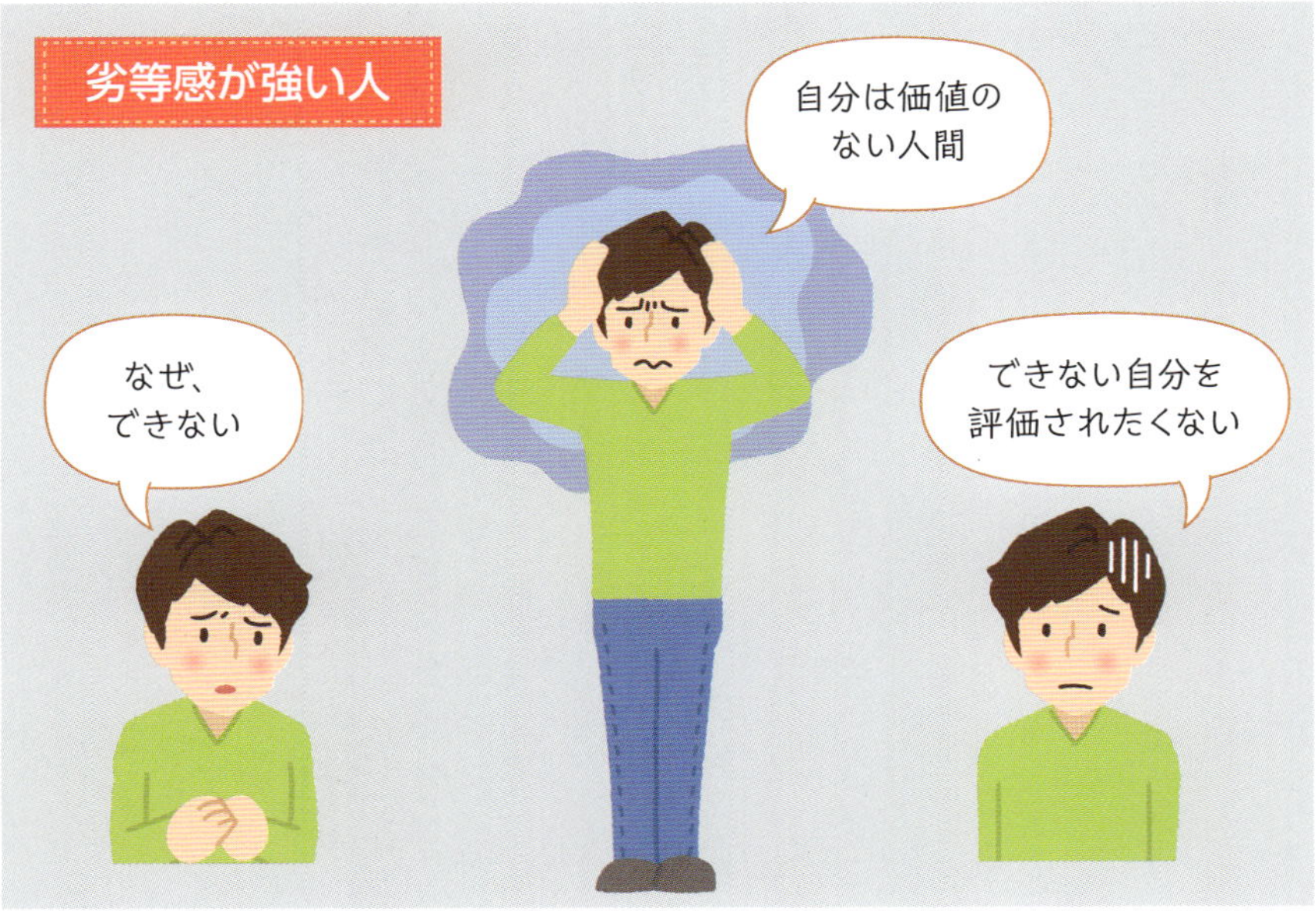
劣等感が強い人
自分は価値の
ない人間
なぜ、
できない
できない自分を
評価されたくない

## 衝動的行動が発生することがある

パーソナリティ障害の人は、ときに衝動的行動に走ることがあります。その原因となるのは、感情のゆれが激しいこと、衝動のコントロールが適切にできないことです。

その例は次のようなものです。長期間かけて進めてきたプロジェクトにトラブルが発生しました。幸いいくつかの変更を加えれば、プロジェクト自体は存続させることができたのですが、プロジェクトを中心になって進めてきた人は、ひどく怒りだし、計画書を上司の目の前で破り捨て、そのまま帰ってしまったのです。

意に沿わない変更を強いられることは、計画を立てた人にとっては、ひどい話です。しかし、多くの人はトラブルが発生したことやそれに対応しなければならない会社の事情など、状況を総合的に捉えます。この場合、「事情があるのだから」と受け入れ、計画を修正した上でプロジェクトを進めようとするでしょう。

ところが、パーソナリティ障害の人は、これまでの経緯や周囲の事情を考慮することが乏しいため、そのときの思考や感情によって突き動かされて、書類を破り捨てるという衝動的行動をとってしまったのです。周囲の人がその行為をどう受け止め、それが自分の立場を悪くすることも考えられません。

極端に感情的なふるまいは、それまでのプロジェクトへの努力を踏みにじるだけでなく、上司や同僚と長年培ってきた信頼関係をも破壊するものです。しかし、その人では激しい情動によって、自分に不利益になるということも省みることができなくなっていたのです。

このようなパーソナリティ障害の人の衝動性は、怒りの感情を生じやすく、ときに危険な行動に結びつくこともあります。

## ときに衝動的行動が発生することがある

心のコントロールが不十分で
そのときの思考・感情に突き動かされやすい

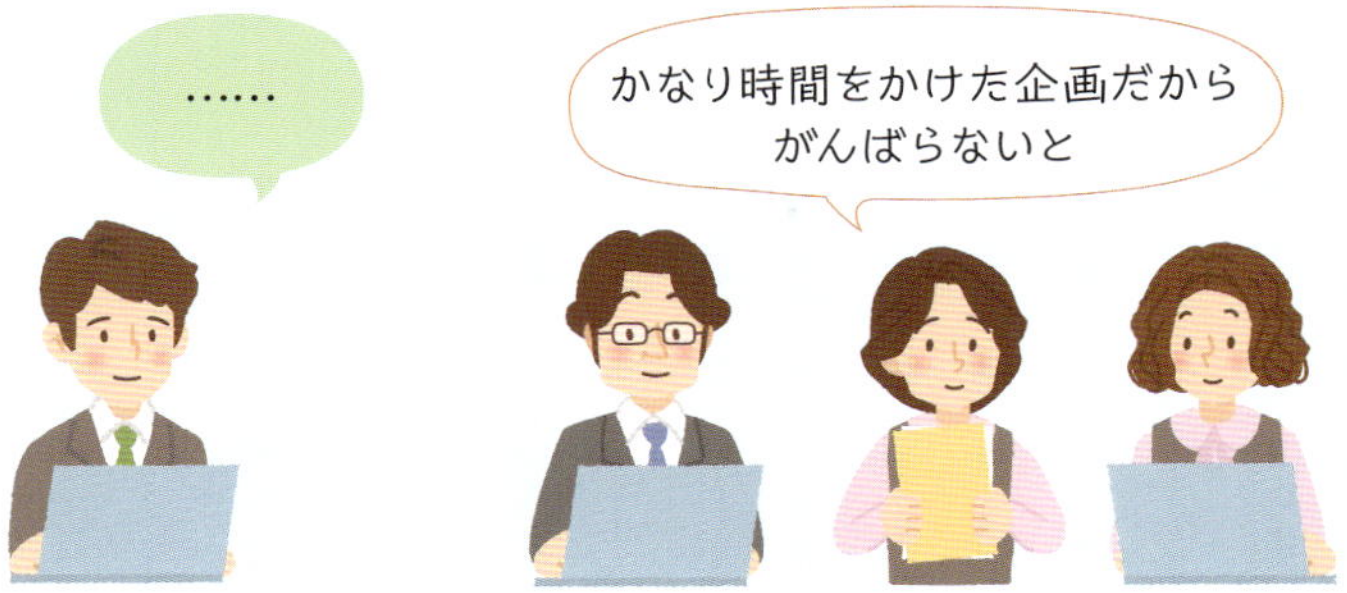
……
かなり時間をかけた企画だから がんばらないと

これまでの経緯や事情を考慮して前向きになるべき時も…

**トラブル発生**

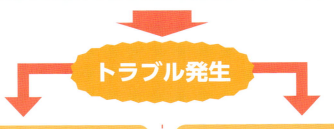

**パーソナリティ障害のある人**

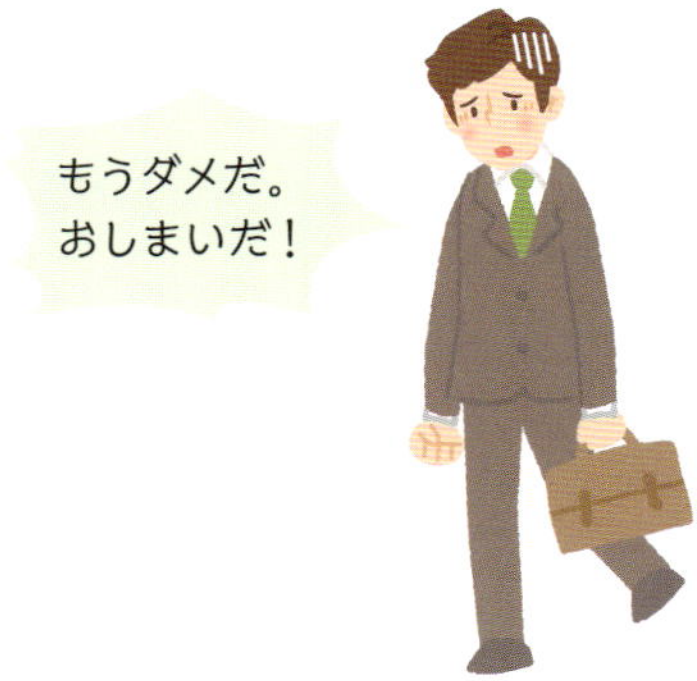
もうダメだ。おしまいだ！

衝動的行動をすることも

**パーソナリティ障害のない人**

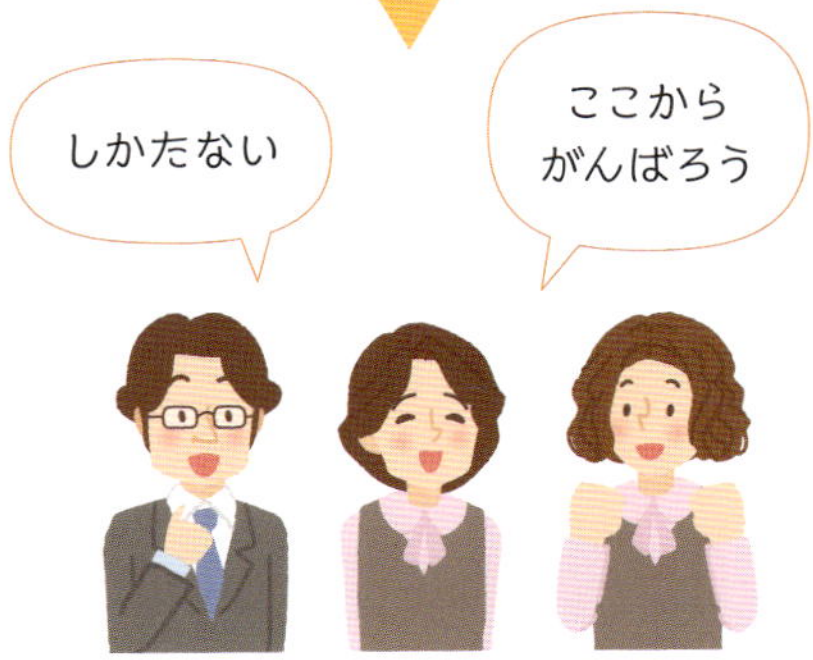
しかたない
ここから がんばろう

気持ちを切りかえて
前に進もうとする

# 障害を起こす背景には様々な要因がある

## 生まれもった気質と養育環境

なぜ、パーソナリティ障害のある人は、パーソナリティに偏りを持ってしまっているのでしょうか。その要因に、まず気質と生育環境が挙げられます。

生まれたての赤ちゃんでも、神経質な子や大《おお》らかな子がいるように、気質というのは、その人が生まれながらにもっている固有の性質のことです。気質は、パーソナリティのベースとなるものであり、遺伝的な要因が関わっていると考えられています。

ただ、パーソナリティ障害と遺伝の関係は研究途上にあり、まだわからないことが多くあります。

生育環境もパーソナリティの形成に影響します。

幼少期に家庭でしっかりした愛着関係が築かれていなかったり、虐待などがあって自分と他者との関係に信頼や愛情を見いだすことができなかったりすると、大人になっても人への信頼感や安心感を持てなくなることが多いのです。そのために、人間関係での柔軟なものの見方や客観性は不安定になります。小さなことでも深刻にとらえたり、不安に感じたりして、心の安定性を欠く人になります。

これらの要因は、必ずしも特定の結果をもたらすという性質のものではありません。厳しい養育環境にあった人が必ず性格的な弱点を持つということはありません。むしろ厳しい環境によって鍛えられてその分逞しくなるということもありえます。ここには、本人の持つ気質と環境の「相性」のようなものがあると考えられています。

本人の問題と養育環境の問題を単純に結び付けることは、誤りです。本人が何らかの問題を抱えていることを養育環境のせいとゆめゆめ考えないようにしてください。

## パーソナリティ障害の要因① 気質と生育環境

### 気質

生まれもってパーソナリティ障害になる確率が高い場合もある

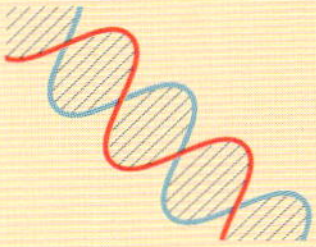

遺伝的な要因がある可能性も

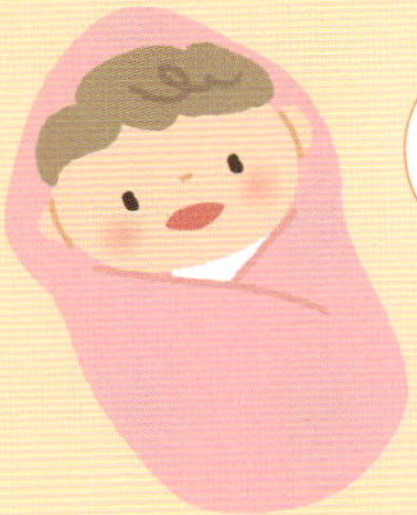

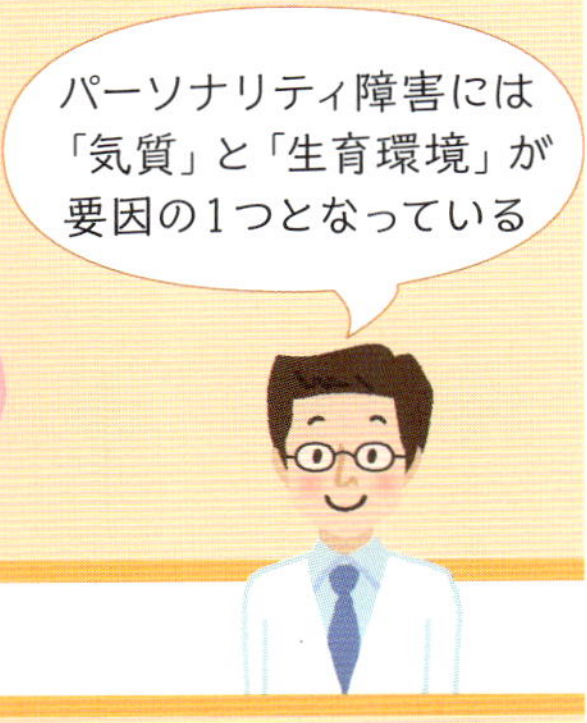
パーソナリティ障害には「気質」と「生育環境」が要因の1つとなっている

### 生育環境

乳児が育って行く過程によって物のとらえかたも違ってくる

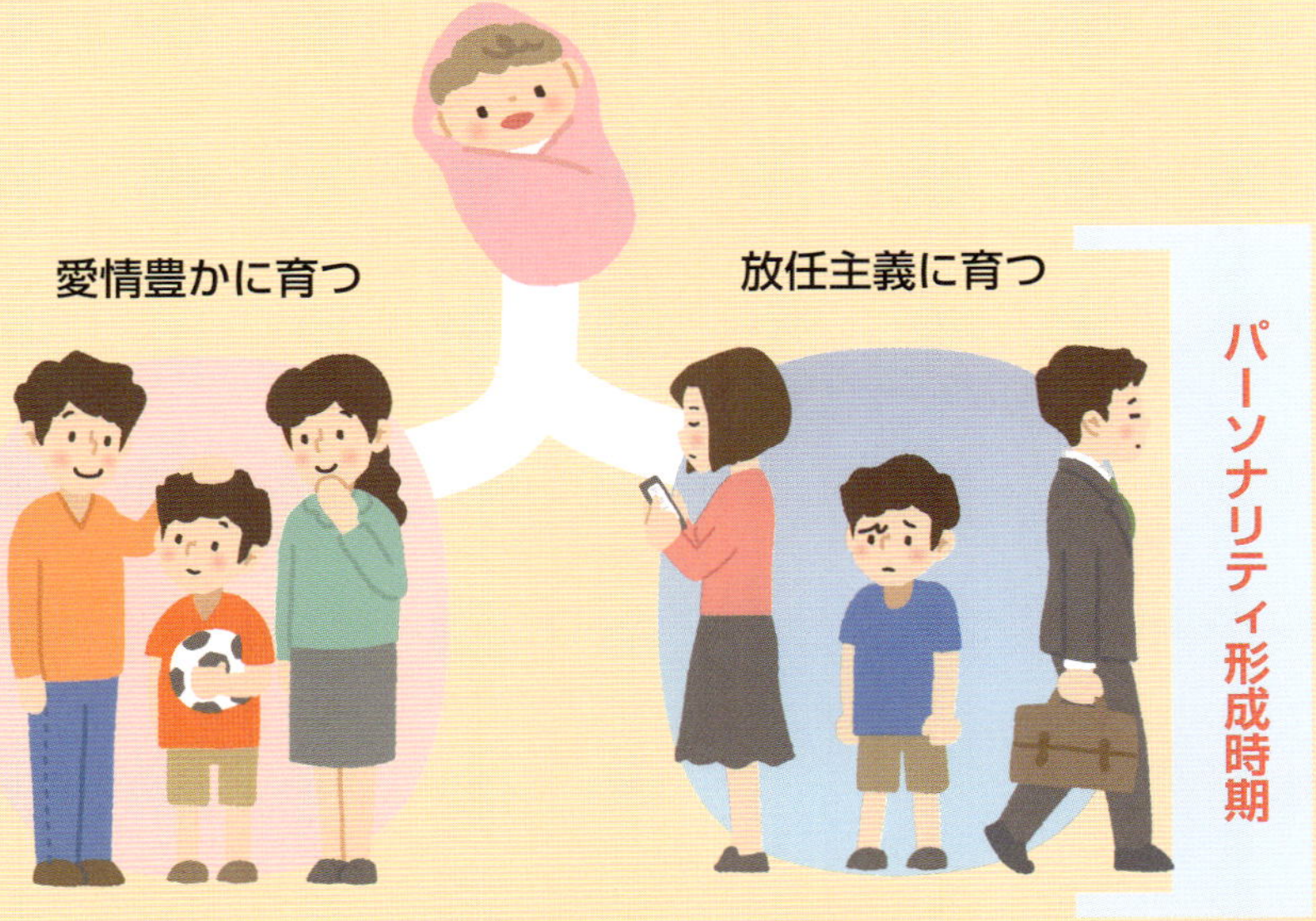
愛情豊かに育つ
放任主義に育つ
パーソナリティ形成時期

**どのように育ったかで パーソナリティ形成に大きく影響が出ることも**

## 家族との関わり合い

生まれてからどのような環境で育ったかということは、パーソナリティ障害の人に限らず、パーソナリティの形成に大きな影響を与えるものです。

全く同じ遺伝子をもつ一卵性の双子*でも、育つ環境が違うと、異なる性格になることが知られています。これが同じ家庭で育った双子であっても、それぞれ別個のパーソナリティに育ちます。

それは、それぞれの出会う人、体験は違うものであり、感じ方や考え方も異なるからです。

パーソナリティの形成を考えると、家庭との関わり合いは、とても重い意味を持ちます。小さな赤ちゃんは、お腹が空いたときにミルクを与えられる、汚れたおむつを替えてもらえる、泣くと抱いてあやしてもらえる、といった体験を重ねていくうちに、安心感を養っていきます。

やがて成長した子は、少しずつ親から離れ、外の世界と接するようになります。しかし、離れて行動しているときに何かあったとしてもすぐに安全な親もとに戻ってくれば守ってもらえます。こういった守られ、大切にされた体験から、子どもは自信や人への信頼感を築いていくのです。

このような「安心感」や「信頼感」を育むことは養育期の重要な課題です。しかし、実際には、それを実現する理想的な養育は存在しないことを心に銘記してください。完璧な母親、父親というものはいません。失敗をしながら、コミュニケーションのズレを経験しながら、試行錯誤で自分たちのやり方で養育のスタイルを作っていくというのが現実の母親、父親の姿です。それぞれが失敗を乗り越えながら、コミュニケーションのズレを修復しながらやってゆくものなので、完璧ということはありえないのです。高名な小児科医・精神科医であるドナルド・ウィニコットは、目指すべきは「ほどよい養育」だと言っています。

用語解説　**一卵性の双子**　1個の受精卵が途中で2つに分かれ妊娠することで、生まれる双生児。DNA（遺伝情報）が基本的に共通。

## パーソナリティ障害の要因② 家族との関わり合い

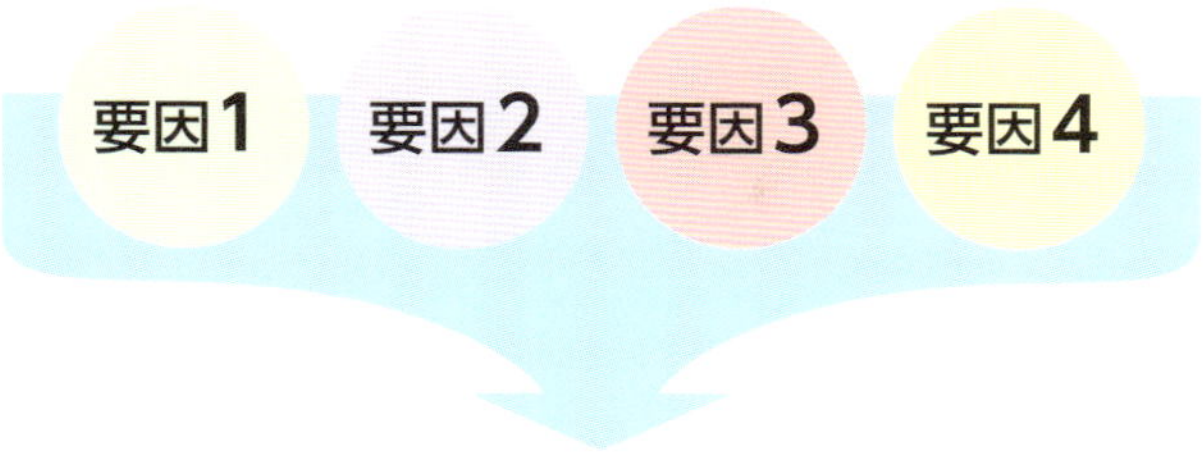
要因1
要因2
要因3
要因4

パーソナリティ障害

さまざまな要因が影響すると
考えられているが…

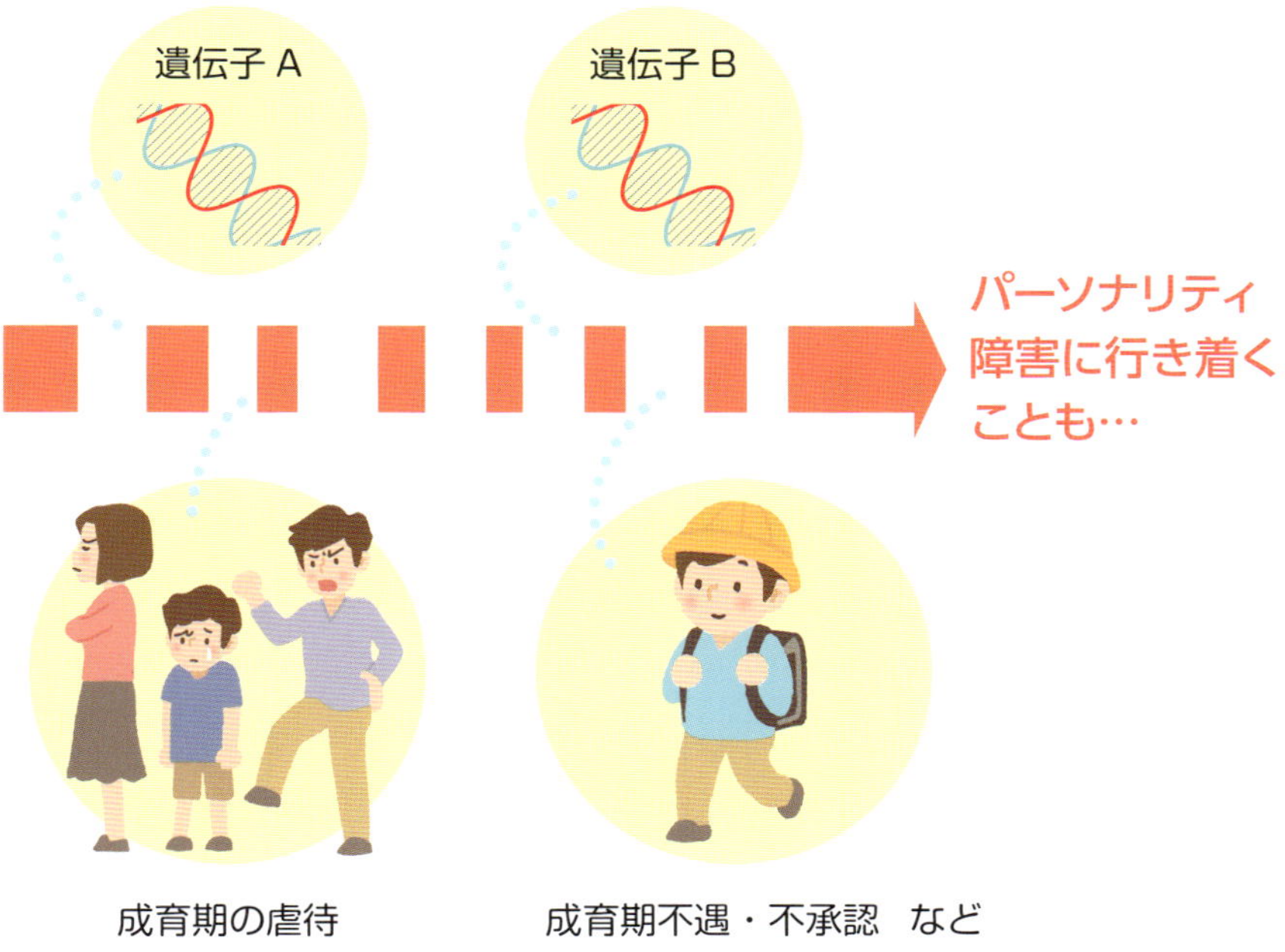
遺伝子 A
遺伝子 B
パーソナリティ障害に行き着くことも…
成育期の虐待
成育期不遇・不承認 など

**遺伝子であろうと、過去の出来事であろうと、**
**われわれには、それを補う能力が備わっている**

## 社会的要因

パーソナリティ障害では、社会的要因も見逃せません。

人は成長すると、やがて社会のなかに出ていきます。学校や地域社会、職場、趣味の仲間など、人は人生のなかで様々なタイプの人々と関わっていきます。なかには、失敗や嫌な体験もあるでしょう。しかし、それらマイナスのことも含めて経験を重ねることで、社会のルールやコミュニケーションの方法を学び取っていきます。社会での体験により、家庭内では不十分だった安心感や信頼感を築き、パーソナリティの偏りを和らげていきます。

ところが、人生には〝学びのための経験〟では済まないような、トラウマ*となるつらい出来事が起きることがあります。虐待や迫害体験、強要体験、犯罪被害、事故、病気、死別、災害などです。こういったトラウマとなるような体験は、パーソナリティの偏りを強くしてしまう1つの要因となります。

社会のかたちそのものが、パーソナリティ障害を増やしている面もあります。

社会は、時代によって変化していくものです。変化に従って、かつては問題とならなかったパーソナリティの偏りが、今の社会のなかではトラブルとなり、障害を生んでしまうのです。

たとえば、「真面目」と受け取られていた規律を重んじるパーソナリティが、世情の変化などにより「融通の利かなさ」「他人への厳しさ」となることもあります。

過度に場の空気を読むことを期待する風潮やグループ内に同質のものを求める人間関係や、逆にSNSの発達などによって人を序列化し勝ち負けが明確になりやすいシステムのなかでは、パーソナリティの偏りがより強くなってしまうこともあります。

次項では、発達障害の影響について説明します。

用語解説　**トラウマ**　本人にとって精神的に大きな動揺を与えることがあり、ある程度の時間がたったあとも特有の精神症状が出るもの。心的外傷のこと。

## パーソナリティ障害の要因③　社会的要因

# 社会的要因も障害に影響を及ぼす

| ネガティブな体験 | 社会のかたちの変化 |
| --- | --- |

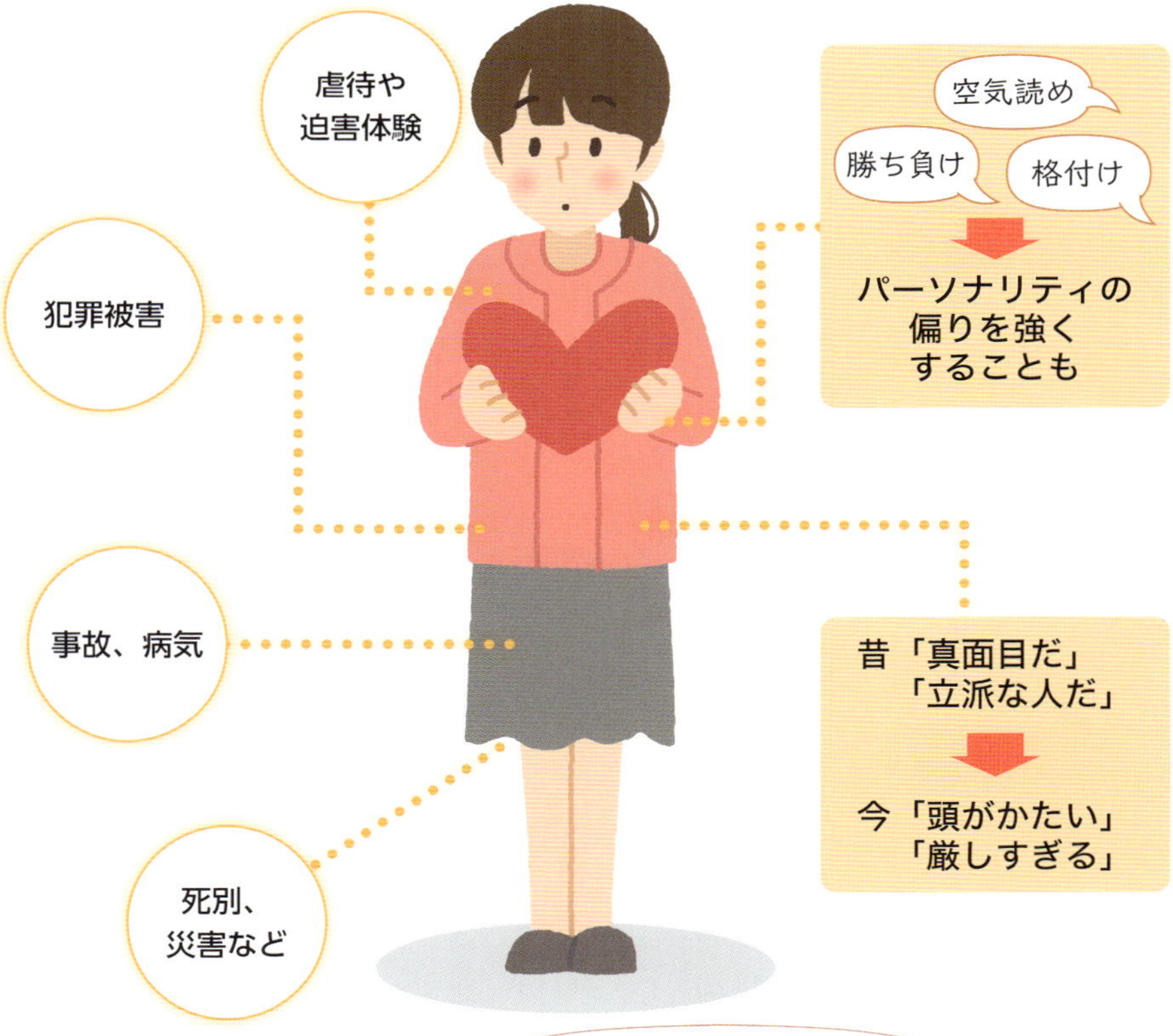


もちろんこのような社会的要因は
反対に、私たちを鍛えて成長させて
くれるという側面もあります

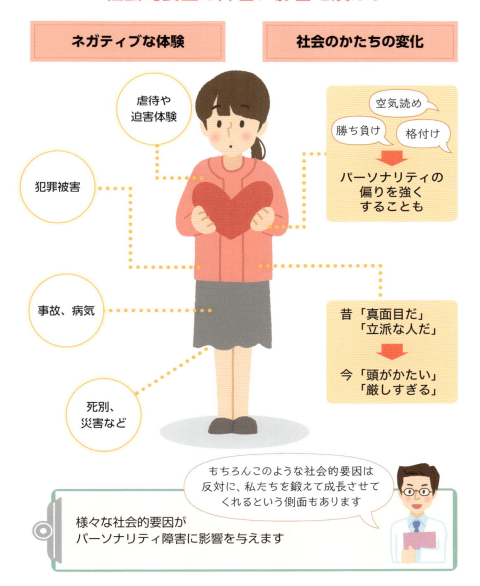

様々な社会的要因が
パーソナリティ障害に影響を与えます

## 発達障害がある場合も

　パーソナリティ障害の要因の一つとして、発達障害の存在を挙げることができます。発達障害とは、子どもが成長するなか（発達過程）で、認知や行動などに発達の遅れがみられるもので、*自閉症スペクトラム障害（ASD）や*注意欠如・多動性障害（ADHD）、*学習障害（LD）などがあります。

　発達障害の特性があるとそれにより、自分の気持ちを言葉にすることや他人の感情を想像することが苦手で、人と良い人間関係を築くことが難しくなることがあります。こだわりが強かったり、偏食や光や触感に過敏なことからやっかいもの扱いされたり、突然突飛《とっぴ》な行動をとったり落ちつきがないため、叱られたり、孤立したりする経験も多くなります。子どもはそれによって自分が否定されていると感じ、傷つきます。

　また、記憶力が良いなど特殊な能力がある場合、親の期待が集まって、自尊心が強く育つこともあります。しかしそれに伴うトラブルも多いので本人には、「理解されない」「満たされない」思いがあり、パーソナリティの偏りを強くしてしまうのです。

　ただし、発達障害のある人が、みなパーソナリティ障害になるというわけではありません。パーソナリティ障害はこれまでに取り上げてきた様々な要因が絡みあって発症するものなので、発達障害のある人は発症のリスクが高まるということです。

　また、本人ではなく親に発達障害があり、それが子どものパーソナリティ障害の要因となっているケースもあります。

　発達障害の特性があることで、子どもに対して細やかに注意を払うことができず、子どもにとって必要なサポートが不十分になったり、対応が遅れがちになるからです。子どもは親からの感情的なつながりを十分に感じることができず、人への安心感や信頼感のベースとなるものを築きにくくなるのです。

**用語解説**

**自閉スペクトラム障害（ＡＳＤ）**　社会性に困難を抱えることが特徴の発達障害。
**注意欠陥・多動性障害（ＡＤＨＤ）**　発達障害の１つで注意力散漫、多動などが特徴。
**学習障害（ＬＤ）**　知能に問題はないが、読み書き、計算などの習得に困難のある発達障害。

## パーソナリティ障害の要因④　発達障害

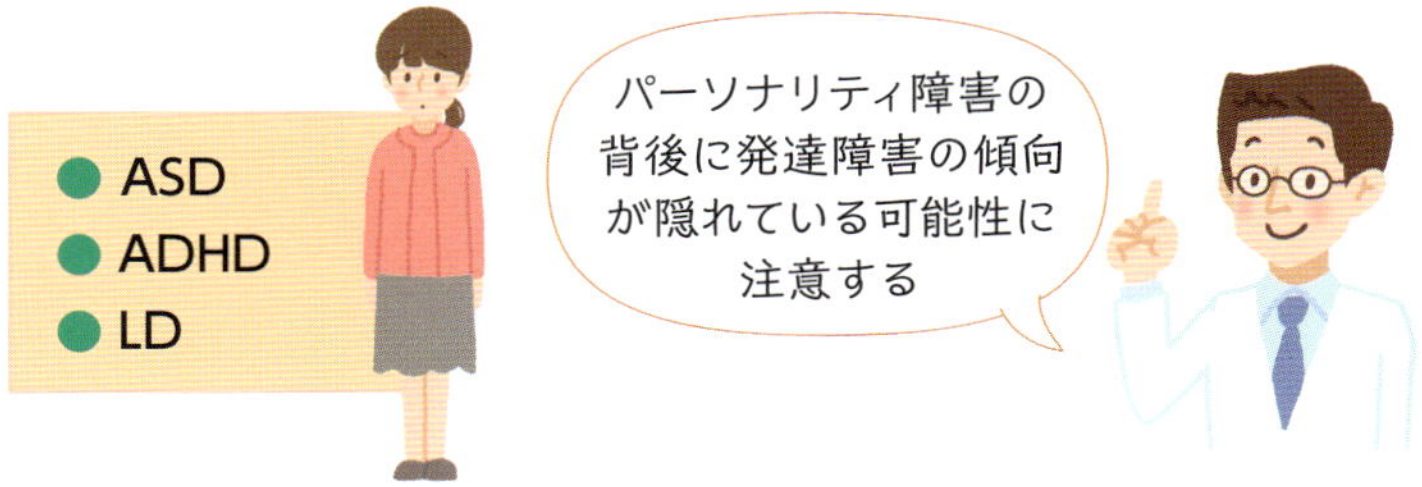
● ASD
● ADHD
● LD
パーソナリティ障害の背後に発達障害の傾向が隠れている可能性に注意する

**例　発達障害の存在によりうまくコミュニケーションがとれないケースでは**

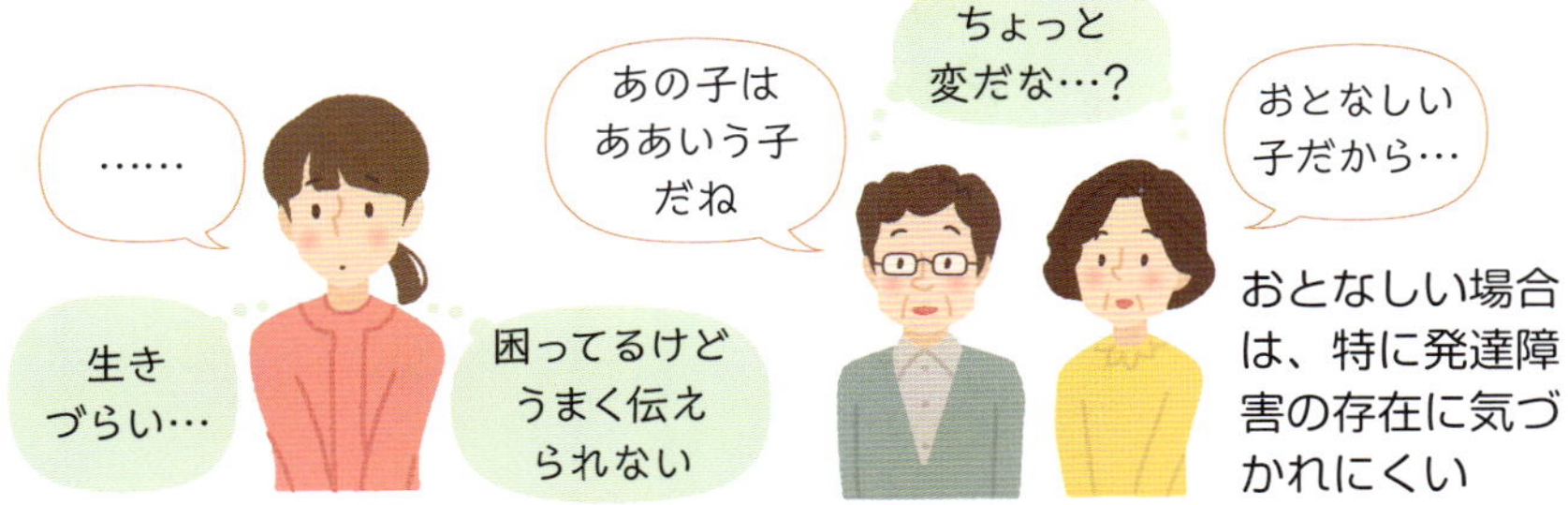
……
生きづらい…
困ってるけどうまく伝えられない
あの子はああいう子だね
ちょっと変だな…？
おとなしい子だから…
おとなしい場合は、特に発達障害の存在に気づかれにくい

**「おとなしいタイプ」と親が放置してしまうことがある**

しかし

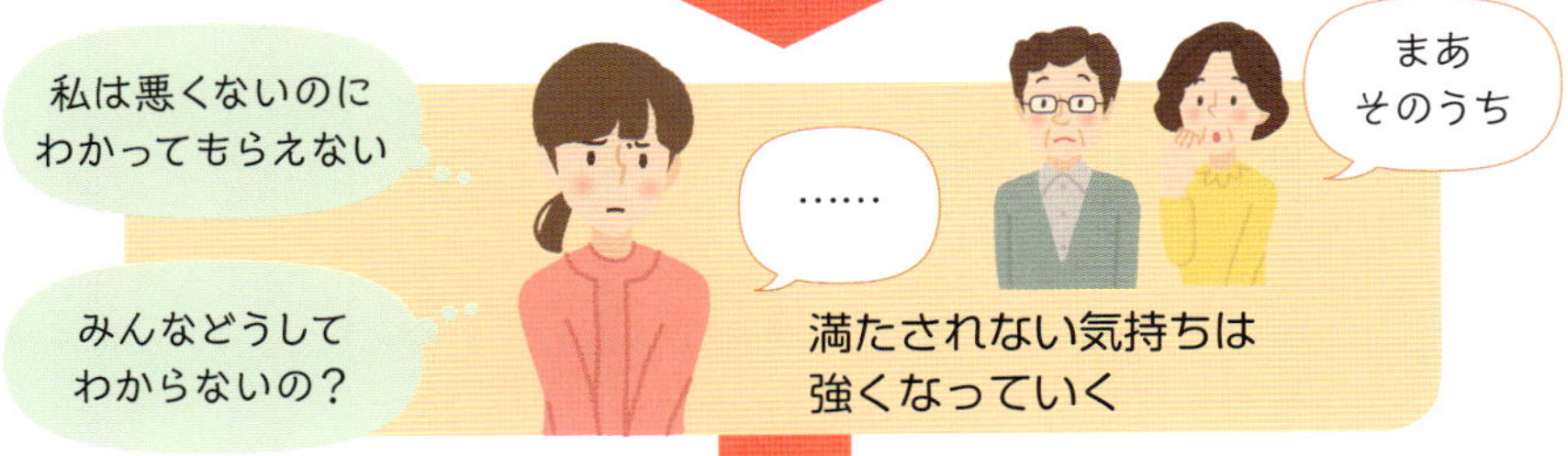
私は悪くないのにわかってもらえない
みんなどうしてわからないの？
……
まあそのうち
満たされない気持ちは強くなっていく

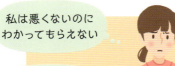

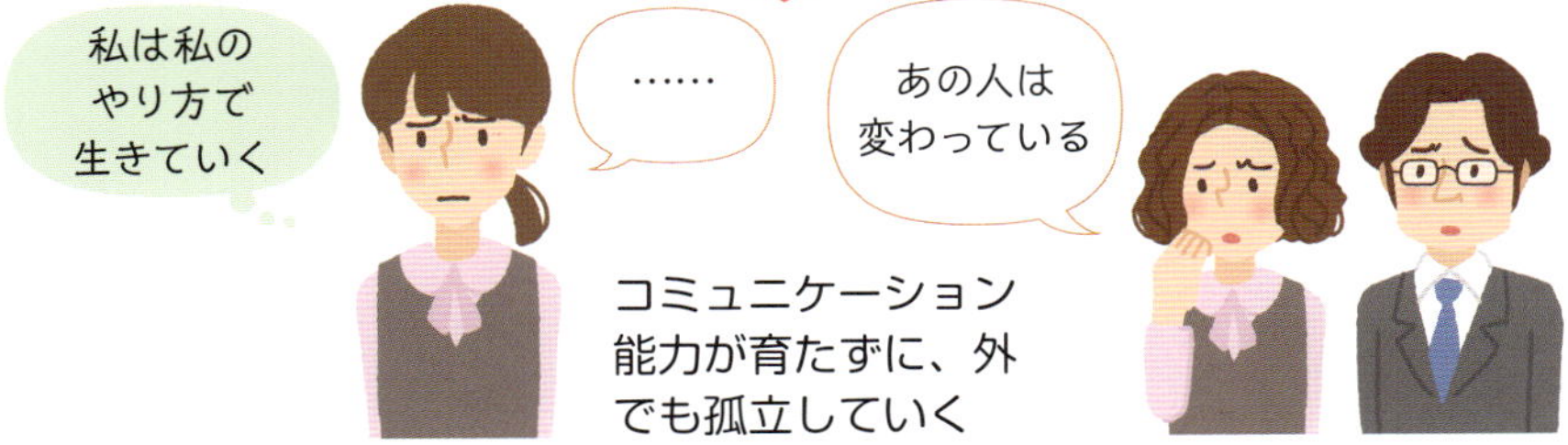
私は私のやり方で生きていく
……
あの人は変わっている
コミュニケーション能力が育たずに、外でも孤立していく

# 現代の社会的状況の影響

## 操作可能な環境で育つ

パーソナリティ障害が増えている要因として、現代の社会的状況が挙げられることもあります。

社会というのは時代によって変わっていくものです。その変化がパーソナリティ障害の要因ともなりうるのです。

現代社会では、子どもは何もかもが思い通りになるかのような環境のなかで育ちます。

核家族化が進み、兄弟の数も少なくなりました。かつての大家族のなかでは、家族とはいえ大勢の人と暮らしているので、我慢しなくてはならないシチュエーションが多かったものです。

ところが、子どもの数が少なく、親も手をかけられる家庭では、自分の欲求は何でも満たされる環境になります。

また、親が仕事などで忙しいために、物を与えることで子の要求に応えているケースもあります。

さらに、テクノロジーの進んだ現代では、一般家庭にエアコンやテレビ、パソコン、スマートフォンやゲーム機など揃っていることが珍しくありません。何か問題があれば、携帯電話で親に連絡し、解決してもらうことができます。

便利な時代になりましたが、昔と比べるとバランスの良いパーソナリティを形成する機会は減っているとも考えられます。常に自分の欲求を満たされ、操作可能な環境で育つことで、十分に実体験を積んだり、自我を成熟させることなく育つことが多くなるからです。その結果、未熟な自我と万能感をもったまま大人になってしまう人が出てきます。こうした人の中に、社会と向き合うときにパーソナリティ障害を発症してしまうケースが増えているのです。

## 現代の子どもが育つ環境は…

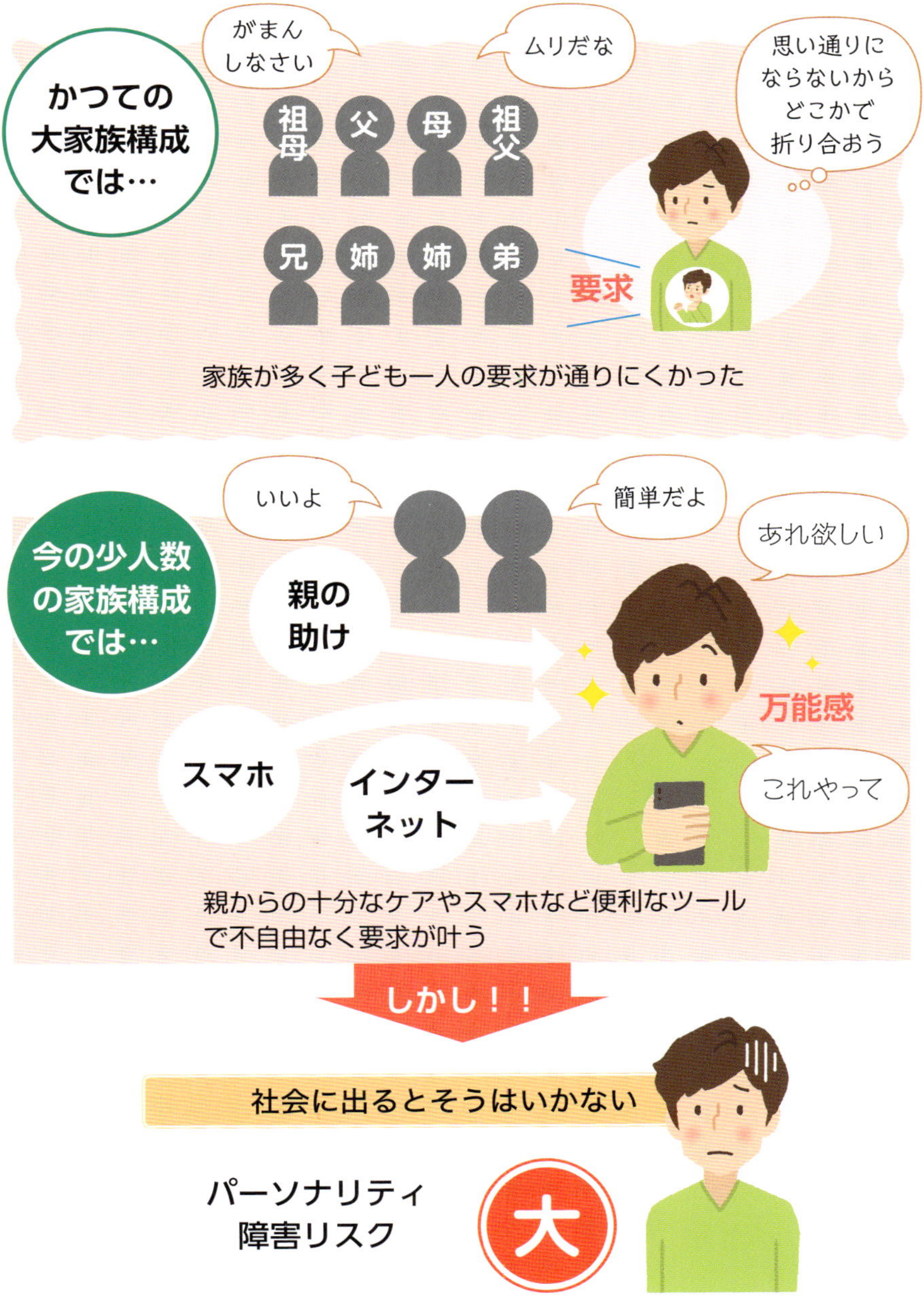
かつての大家族構成では…
がまん しなさい
ムリだな
思い通りに ならないから どこかで 折り合おう
祖母
父
母
祖父
兄
姉
姉
弟
要求
家族が多く子ども一人の要求が通りにくかった
今の少人数の家族構成では…
いいよ
簡単だよ
あれ欲しい
親の助け
スマホ
インターネット
万能感
これやって
親からの十分なケアやスマホなど便利なツールで不自由なく要求が叶う
しかし！！
社会に出るとそうはいかない
パーソナリティ障害リスク
大

# 3つのグループと10のタイプに分類される

## DSM-5（米国精神医学会の診断基準）の分類

ここから、パーソナリティ障害のタイプについて説明していきましょう。

現在日本の精神医療の現場では、パーソナリティ障害の診断には主に米国精神医学会の診断基準である「DSM-5」が使われています。

この診断基準によると、パーソナリティ障害は、10のタイプに分類されます。さらに、この10のタイプは、共通する特徴のある3つのグループ（クラスター）に分けられます。

1つめのグループ（クラスターA群）は、人に対する不信感や猜疑心が強くなる「妄想性（猜疑性）パーソナリティ障害」、感情に温かみがなく、他者への関心が薄い「統合失調質（シゾイド）パーソナリティ障害」、奇妙で普通でない行動や思考を見せることがある「統合失調型パーソナリティ障害」です。

2つめのグループ（クラスターB群）は、感情や対人関係が不安定で衝動的行動をとりやすい「境界性パーソナリティ障害」、周囲に尊大で傲慢な態度で接する「自己愛性パーソナリティ障害」、犯罪行為や暴力行為など反社会的な行動をとる「反社会性パーソナリティ障害」、他者の注目や関心を集めようとする「演技性パーソナリティ障害」です。

3つめのグループ（クラスターC群）には、他者へ過度に依存する「依存性パーソナリティ障害」、過度に几帳面で融通性に欠ける「強迫性パーソナリティ障害」、失敗を恐れて社会を避ける「回避性パーソナリティ障害」があります。

以上10タイプのうち、医療機関や地域で問題になることが多いことでもっとも有名なのは、境界性パーソナリティ障害です。

## パーソナリティ障害の分類

### ① クラスターA群

人に対する不信感が強い。
奇妙で風変わりな言動。
感性に温かみがなく、他者への関心が低い

- 妄想性（猜疑性）パーソナリティ障害 ➡ P82
- 統合失調質（シゾイド）パーソナリティ障害 ➡ P86
- 統合失調型パーソナリティ障害 ➡ P90

### ② クラスターB群

演技的、感情的で移り気。
衝動的行動

- 境界性パーソナリティ障害 ➡ P66
- 自己愛性パーソナリティ障害 ➡ P70
- 反社会性パーソナリティ障害 ➡ P78
- 演技性パーソナリティ障害 ➡ P74

### ③ クラスターC群

不安で内向的。
失敗を恐れて社会を避ける
他者への依存

- 依存性パーソナリティ障害 ➡ P98
- 強迫性パーソナリティ障害 ➡ P94
- 回避性パーソナリティ障害 ➡ P102

## 3つのグループの特徴は

パーソナリティ障害の、3つのグループ（クラスターA〜C群）について説明します。

1つめのクラスターA群は、奇妙で風変わりなグループです。

このグループには共通して、「人と打ち解けようとしない」という特徴があります。独特の考え方をしたり、疑り深いので、一人で行動することが多く、周囲からは「風変わりな人」と見られることがしばしばあります。

クラスターA群の人は、自分からは社会と関わりを持とうとしないため、本人には問題意識がなく、パーソナリティ障害の存在に気づかないケースも多くなります。

2つめのクラスターB群は、演技的、情緒的で移り気なグループです。

感情の起伏が激しく、周囲の人を巻き込んで、振り回してしまいトラブルとなることが多くあります。大げさなふるまいや、ときにトラブルを起こしてまで、周囲の注目を集めようとすることもあります。派手な言動を取るのですが、実は心の底に不安定なものを抱えています。社会的なルールを平然と破ったり、攻撃的な行動を取る人もいます。

3つめのクラスターC群は、不安で内向的なグループです。自分に自信がなく、問題に立ち向かうことや他人からの評価を避けようとします。誰かに頼りたいという気持ちが強く、自分で何も決められない人もいます。逆に、自分のルールを守ろうとするあまり、周囲の人を無視するようなふるまいをする人もいます。

クラスターC群は控えめで、目立つことを嫌うという特徴がありますが、それは日本人に多い特徴でもあります。軽度であれば、治療しなくても社会のなかで暮らしていけるケースがあるかもしれません。

## 10の分類は3つのグループに分かれる

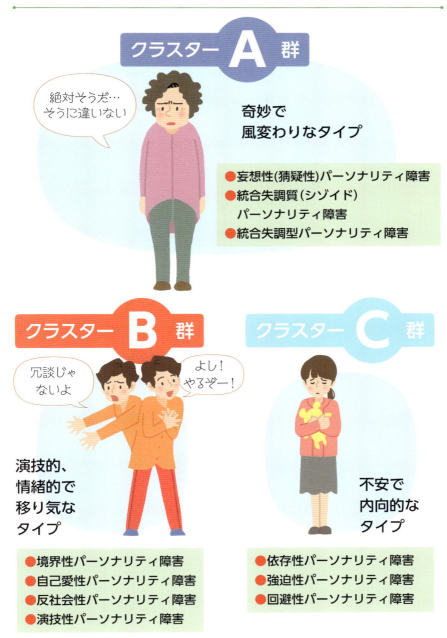

### クラスターA群

**奇妙で
風変わりなタイプ**

- 妄想性(猜疑性)パーソナリティ障害
- 統合失調質(シゾイド)パーソナリティ障害
- 統合失調型パーソナリティ障害

### クラスターB群

**演技的、
情緒的で
移り気な
タイプ**

- 境界性パーソナリティ障害
- 自己愛性パーソナリティ障害
- 反社会性パーソナリティ障害
- 演技性パーソナリティ障害

### クラスターC群

**不安で
内向的な
タイプ**

- 依存性パーソナリティ障害
- 強迫性パーソナリティ障害
- 回避性パーソナリティ障害

## パーソナリティ障害どうしの合併も起こる

感情がひどく不安定で、対人関係に問題を抱えていながら、自信過剰で、注目されるような派手なふるまいを好む人。このような人は、パーソナリティ障害の10分類のどれに当たるのでしょうか。

パーソナリティ障害には、10分類があると述べましたが、実は、患者さんの症状はその特徴ときれいに一致するわけではありません。複数のタイプの診断基準に該当するような、多様な症状を示す人も珍しくないのです。

冒頭の例では、境界性パーソナリティ障害、演技性パーソナリティ障害や自己愛性パーソナリティ障害などの特徴が現れているのですが、これはよくあるケースです。これらのパーソナリティ障害は、症状の根本に極端に自己中心的な考え方という共通点があり、症状にも近縁性*があるので、合併しやすいのです。

ほかにも、自己愛性パーソナリティ障害と回避性パーソナリティ障害、自己愛性パーソナリティ障害と強迫性パーソナリティ障害などが、合併しやすいことが知られています。

また、1つのパーソナリティ障害があるために、周囲の人と摩擦を起こし、そのストレスやネガティブな経験から、別のパーソナリティ障害を引き起こしてしまうこともあります。

診断では、どのパーソナリティ障害が、その患者さんの根本にある障害なのかを探り、適切な治療へと結びつけていきます。

逆に、該当する分類が1つだけならば、パーソナリティ障害自体は比較的軽度の精神障害ともいえるので、日常生活では問題とならないことも稀ではありません。

そして、より問題を引き起こしやすいのは、ほかの精神疾患を合併してしまっているケースです。

用語解説　近縁性　近い関係、あるいは似たところがあること。

## 単純に把握できないことが多い、パーソナリティ障害

パーソナリティ障害はいくつかの症状が重なっている

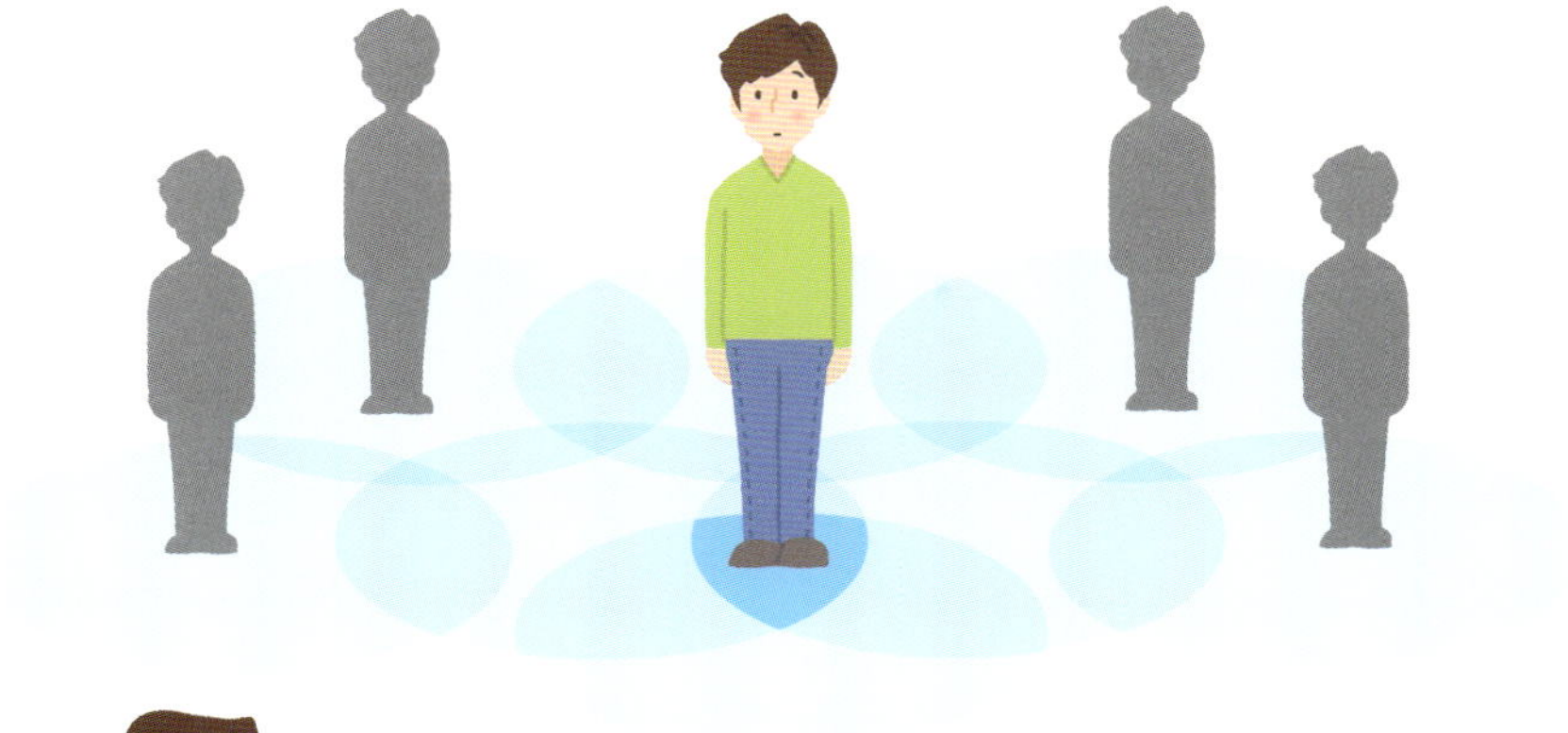

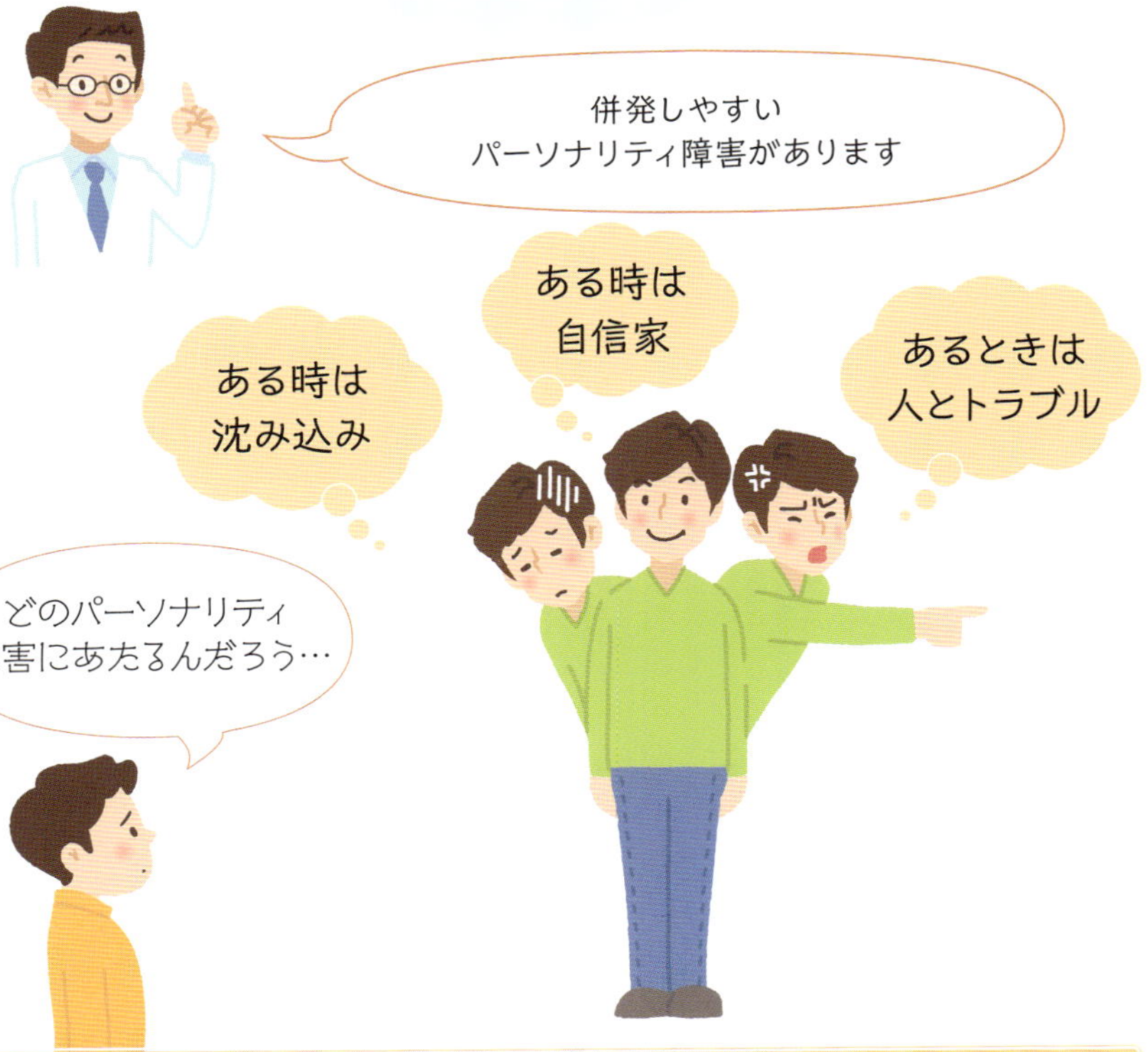
併発しやすい
パーソナリティ障害があります
ある時は
自信家
ある時は
沈み込み
あるときは
人とトラブル
どのパーソナリティ
障害にあたるんだろう…

**いくつか併発して単純に判断できないことも**

# パーソナリティ障害に関連する病気や障害

## パーソナリティ障害と合併しやすい精神疾患

「うつ病」は、気分が落ち込んで物事への興味や関心が喪失し、食欲低下、体重減少、睡眠障害、無気力、倦怠感が生じて、自分に対する無価値観・罪悪感から自殺の危険もある病気です。境界性パーソナリティ障害、演技性パーソナリティ、回避性パーソナリティ障害、依存性パーソナリティ障害によく合併します。

強い不安に襲われて、激しい動悸やふるえなどの心身症状が出る「不安障害」は、パーソナリティ障害全般に合併しやすい精神疾患です。

根拠のない考え（強迫観念）に取りつかれ、その考えや行為をやめることができなくなる「強迫性障害」は、回避性パーソナリティ障害、強迫性パーソナリティ障害がベースとなるケースが考えられます。

「双極性障害」は、気分が異常に高揚する躁状態と、気分が激しく落ち込むうつ状態を交互に示す障害です。極端な気分の変化に伴って、異様に活発に活動したり、反対に何事にも関心や意欲がなくなり、自殺願望があらわれたりすることがあります。反社会性パーソナリティ障害、境界性パーソナリティ障害、自己愛性パーソナリティ障害、演技性パーソナリティ障害を合併することが多くあります。

「摂食障害」は女性に多く見られる精神疾患です。極端に食事量が減る拒食症と、大量に食べる過食症がありますが、反社会性パーソナリティ障害、境界性パーソナリティ障害で過食症が、回避性パーソナリティ障害、依存性パーソナリティ障害、強迫性パーソナリティ障害で、拒食症が合併しやすいとされています。

## パーソナリティ障害と合併しやすい障害・疾患

うつ病や様々な精神疾患が、パーソナリティ障害に合併することがあります

| 障害・疾患名 | 最も多く合併するパーソナリティ障害 | 比率（%） |
|---|---|---|
| うつ病 | 境界性パーソナリティ障害<br>演技性パーソナリティ障害 | 20～50 |
| | 依存性パーソナリティ障害<br>回避性パーソナリティ障害 | >50 |
| 社交不安障害 | 回避性パーソナリティ障害 | 40～60 |
| 強迫性障害 | クラスターC群<br>（回避性、強迫性、依存性パーソナリティ障害） | 40～60 |
| 双極性障害 | クラスターB群<br>（境界性、自己愛性、反社会性、演技性パーソナリティ障害） | 20～50 |
| 摂食障害 | クラスターB群<br>（境界性、自己愛性、反社会性パーソナリティ障害） | 20～50 |
| | クラスターC群<br>（依存性、強迫性、回避性パーソナリティ障害） | 20～50 |

（「精神障害患者におけるパーソナリティ障害の合併率」(GundersonJG,1999) など、より作成

## パーソナリティ障害と鑑別がつきにくいもの

パーソナリティ障害と症状が似ていることがある「統合失調症」と「妄想性障害」は、区別が難しいことがあるので、注意深く鑑別する必要があります。

統合失調症とは、思考、感情、行動などのパーソナリティ全般に影響が生じる精神疾患です。

特徴的な症状は、幻覚や妄想、奇異な行動などの精神病症状、感情の平板化、意欲や自主性の低下などの欠損症状、記憶力や思考力、判断力が低下する認知機能障害に分けられます。思春期から35歳くらいまでに発症することが多く、本人に自分が病気であるという自覚がないのが通例です。

統合失調型パーソナリティ障害は、迷信や錯覚といった精神病症状に近い体験や、感情表出や対人関係が乏しいという欠損症状に類似した特徴を示すタイプであり、統合失調症に近い精神症状を呈するパーソナリティ障害として位置付けられています。両者の相違は、程度の違いでしかないという見解は、専門家の間でも一般的になりつつあります。統合失調型パーソナリティ障害は、統合失調症に移行する可能性があります。

妄想性障害は、事実とは違う思い込み（妄想）が生じ、それが持続する障害です。被害妄想、嫉妬妄想、心気妄想などが見られます。

他人に対して過度に疑い深くなり、ときに相手に攻撃的になる妄想性パーソナリティ障害と重なる部分が多いのです。さらに、妄想性パーソナリティ障害が妄想性障害に発展するケースがあることが報告されています。

ただし、妄想性パーソナリティ障害では、患者さんに妄想が出るのは強いストレスがかかるなど、特定の状況であるのに対し、妄想性障害の場合はこだわりや妄想が消えることなく、周囲の状況が変化したとしても続くという違いがあります。

## 統合失調症、妄想性障害と混同されることがある

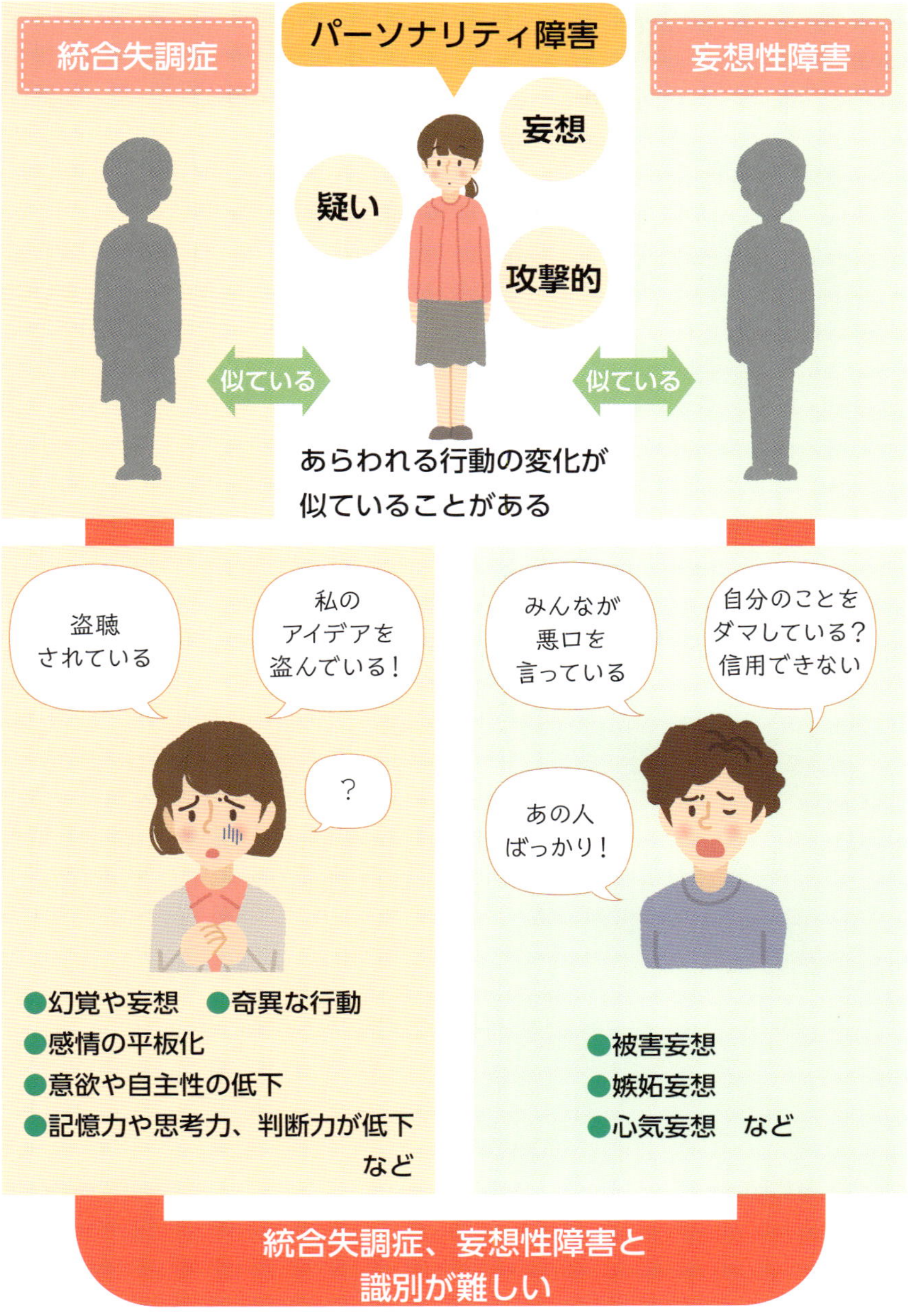

# 精神科・心療内科を受診する

## 診断までの経過

パーソナリティ障害の特徴は、人柄や人間性といった「性格」との区別が難しいことがあります。そのため「性格だから、仕方ない」と障害への対応をせず放置してしまうケースが多いのです。しかし、本人や周囲の人の生活に困難があり、苦痛を感じているならば、治療を考えた方がよいでしょう。人の性格は変えられませんが、障害による「困難な状況」は改善することができるのです。

パーソナリティ障害の診断・治療を行っているのは、精神科、心療内科などです。ただ、精神科や心療内科でも、パーソナリティ障害の専門的知識や理解のある医師は多くありません。不安を感じるようならば、64頁のコラムで紹介しているような医療機関や相談機関を受診するのも1つの方法です。

病院では、医師は面接を通して患者さんの現在の状態を見ていきます。現在悩んでいることや気持ち、生活上の困難、さらに過去の出来事や幼少期の親子関係などについて、話を聞くことが行われます。心理テストを行うこともあります。また、本人だけでなく、家族などから話を聞くこともあります。

通常、一度の受診で診断がつくことはありません。医師は、パーソナリティ障害以外の疾患の可能性も考えつつ、慎重に患者さんについて様々なことを知る必要があるからです。

1つ注意が必要なのは、病院を受診したからといって、短期間で劇的によくなるものではないということです。しかし、粘り強く治療を続けていけば状況は改善していくものなので、諦めず治療に取り組みましょう。

## パーソナリティ障害は治療できるもの

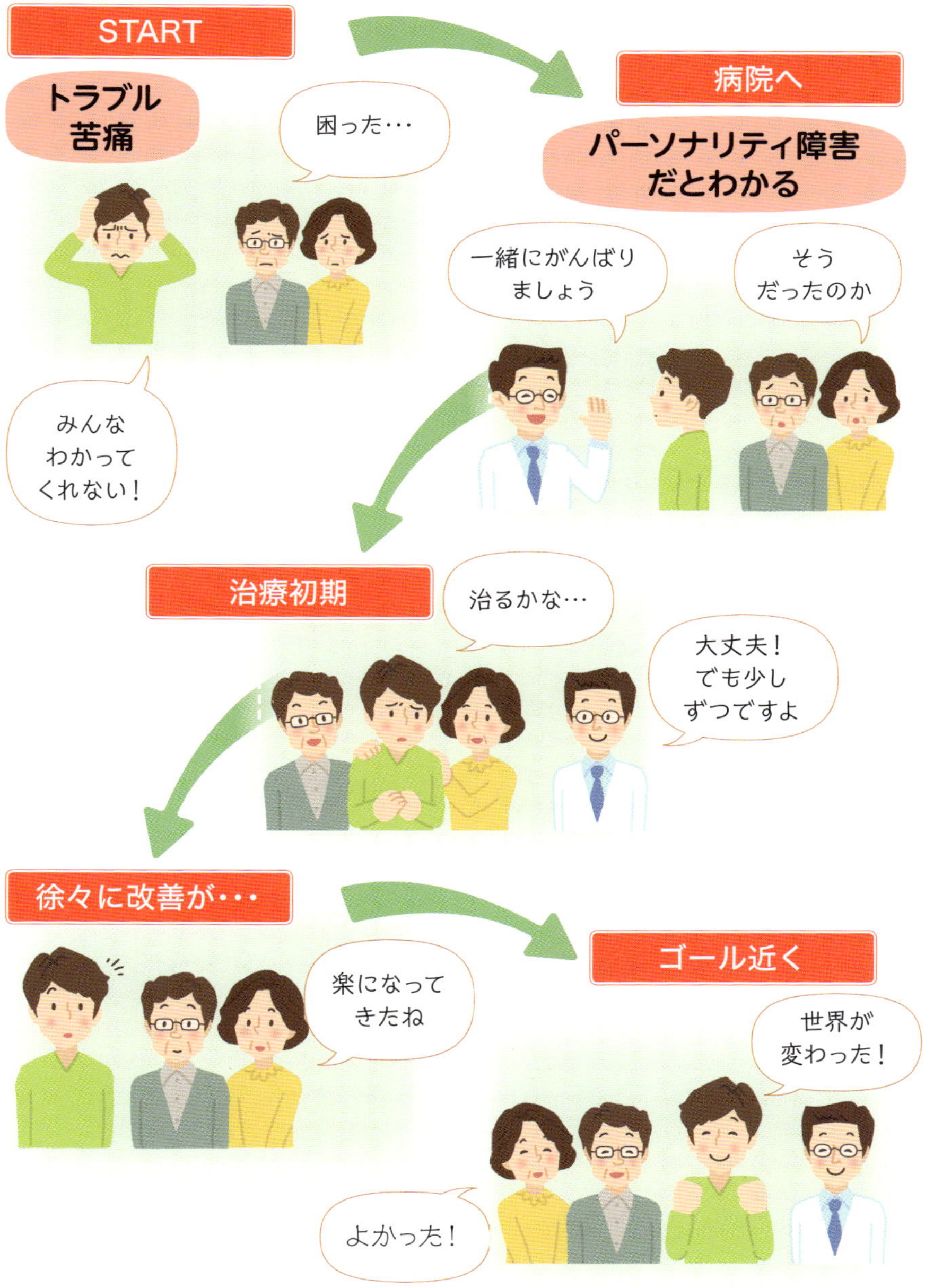

column

# パーソナリティ障害の相談窓口

パーソナリティ障害は、専門の医療機関や相談窓口が少ないのが現状です。次のような相談機関に最も目立つ精神症状や問題行動を手掛かりにして相談することが、受診する病院を探すために役立ちます。

| 精神保健福祉センター、保健所 |
|---|
| 全国にあり、その地域の精神保健活動を担う機関や組織の取りまとめ、相談への専門的な対応を行っています。<br>http://www.mhlw.go.jp/kokoro/support/mhcenter.html |
| **こころの健康相談統一ダイヤル（内閣府）** |
| 共通番号　0570-064-556<br>各地域の精神保健の相談窓口につながり、精神保健に関わる情報提供を行っています。 |
| **みんなのメンタルヘルス総合サイト（厚生労働省）** |
| こころの不調、病気に関する情報を集められるサイト<br>http://www.mhlw.go.jp/kokoro/ |
| **働く人のメンタルヘルス・ポータルサイト こころの耳（厚生労働省）** |
| 心の健康の維持と自殺や過労死の予防を目指した情報提供、相談窓口など<br>http://kokoro.mhlw.go.jp/ |
| **自殺予防総合対策センター　自殺総合対策窓口一覧** |
| 各府省および各地の自殺予防対策をしている担当部署と連絡先<br>http://ikiru.ncnp.go.jp/measures/madoguchi.html |
| **配偶者からの暴力被害者支援情報** |
| 配偶者からの暴力に関する支援情報や法律、支援制度、相談窓口など<br>http://www.gender.go.jp/policy/no_violence/e-vaw/ |

第２章

# タイプ別に見るパーソナリティ障害
## ～特徴、背景、対処について

パーソナリティ障害の10タイプについて説明します。診断のポイント、治療や周囲のサポートについて取り上げます。

# 境界性パーソナリティ障害

## 特徴と背景にあるものは

機嫌よく楽しんでいたのに、次の瞬間には口もきかないほど落ち込む、ベタ褒めにしていた人をささいなことから憎み貶《おとし》めるなど、境界性パーソナリティ障害の人の態度には、不安定さがつきまといます。行動も極端になりがちで過食や浪費が激しいこともあれば、アルコール依存、過量服薬、暴力行為、リストカットなどの問題行動を見せることもあります。また、周囲の雰囲気に流されて自分の実像とかけ離れた振る舞いをして、結果的に自分自身も周囲の人々も欺いてしまうということも起こります。友人や職場の人にとっては、本人の話すことや態度、行動が変わるので、信用できなくなります。その人間関係の不安定さが、さらに境界性パーソナリティ障害の人を問題行動に駆り立ててしまうのです。

背景には、不安や恐怖の感情があります。

境界性パーソナリティ障害の人は、自分が何者かということに自身が持てず、不安を抱いています。幼児期に確かな自分の感覚を確立できていないのです。

また、常に心の底に「見捨てられるのではないか」という不安を抱いています。そのため、上司のアドバイスや友人のちょっとした態度を自分への拒絶として受け止め、絶望感が湧いてしまうのです。

この負の感情の中からしばしば発生するのが、激しい怒りや衝動です。これが極端な言動や破壊的な行為、自傷行為へとつながります。本人は、自分のこうした行動の根本にある障害を意識していません。境界性パーソナリティ障害の人の依存と攻撃という極端な対人関係に、身近な人は疲れ果ててしまいます。

## クラスターB群　境界性パーソナリティ障害の人は…

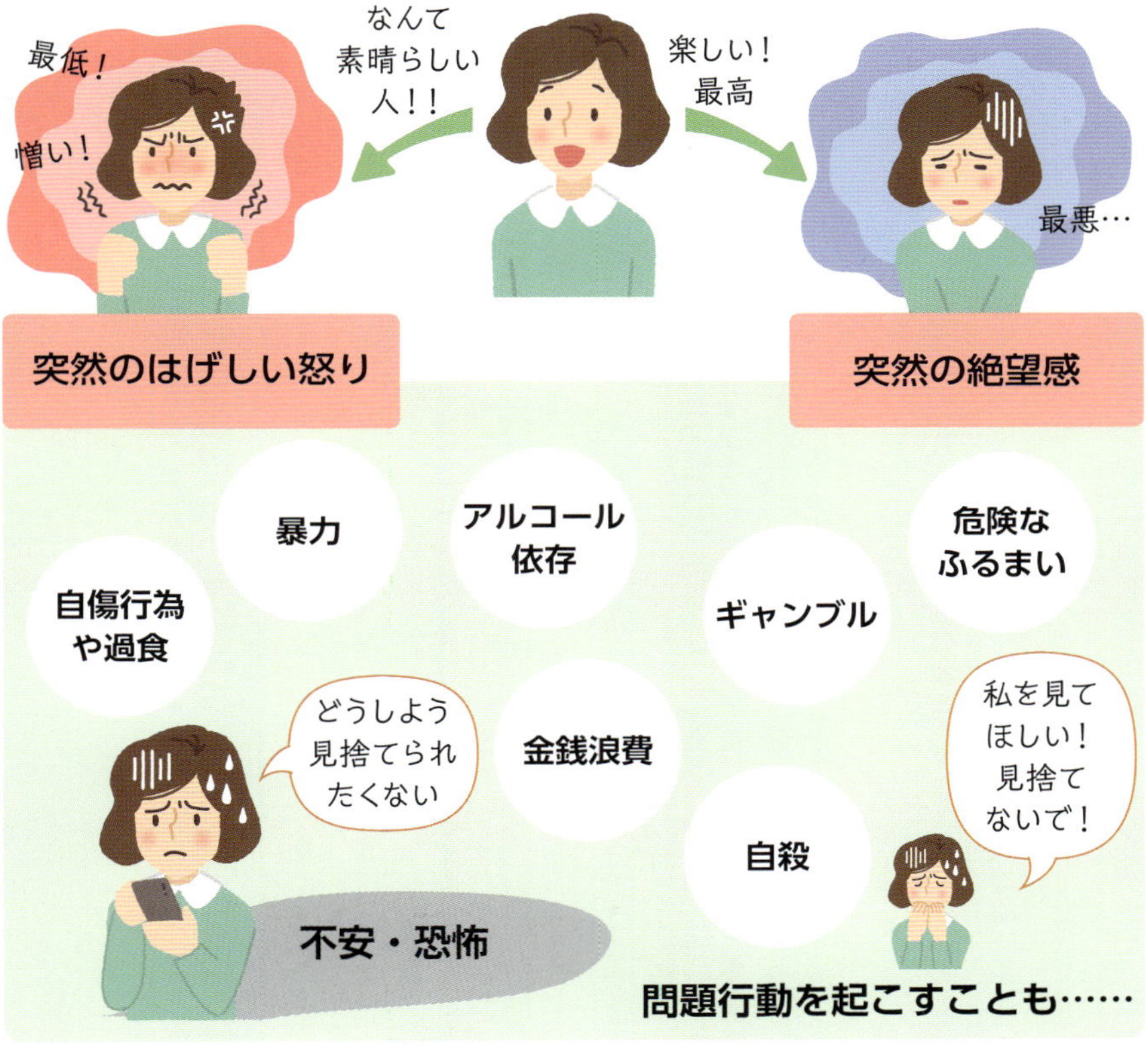
最低！
憎い！
なんて
素晴らしい
人！！
楽しい！
最高
最悪…
突然のはげしい怒り
突然の絶望感
暴力
アルコール
依存
危険な
ふるまい
自傷行為
や過食
ギャンブル
どうしよう
見捨てられ
たくない
金銭浪費
私を見て
ほしい！
見捨て
ないで！
自殺
不安・恐怖
問題行動を起こすことも……

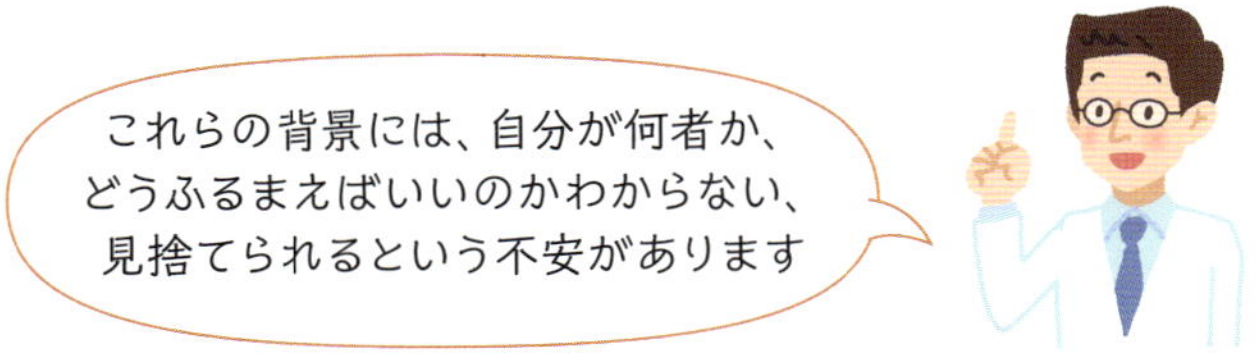
これらの背景には、自分が何者か、
どうふるまえばいいのかわからない、
見捨てられるという不安があります

**有病率は**

**0.5～5.9%**

**女性に多い**

**成人期早期から不安定に**
うつ病、双極性障害、アルコール依存、物質使用障害（薬物依存）などを合併しやすい。

＊有病率の数字は、「最近の疫学研究における DSM-IV パーソナリティ障害の頻度」(Trull et al, 2010) より

## 診断と治療方針、そして周囲のサポート

境界性パーソナリティ障害の人の治療では、本人が感じている「見捨てられるのではないか」という不安をやわらげ、行動や感情をコントロールできるようにすることが目指されます。

ただ、境界性パーソナリティ障害の人はしばしばストレスによってうつ症状が強くなり、自殺衝動や自傷行為が生じる危険性が高まります。場合によっては、入院して心身を休ませることを優先させなくてはならないことがあります。

不安を緩和させるためには、人との関係について、適切な距離を保った健全なつながりを結べるように援助していきます。

相手を理想化したり、相手から拒絶されるのを恐れるのではなく、自分とは異なるパーソナリティや事情をもった〝個人〟であり、関わりを積み重ねていけるものだということを学んでいくのです。

また、境界性パーソナリティ障害の人の多くは、コミュニケーションに問題を抱えています。そのために駆け引きや脅迫のような極端なやり取りを選びがちで周囲を疲れさせてしまいます。そこで自分の考えの上手な伝え方や、相手の意見の受け止め方など、ソーシャルスキル*のトレーニングをすることも有用です。

周囲の人は、境界性パーソナリティ障害の人のペースに巻き込まれないことが大切です。患者さんを拒絶するのでも、我慢しすぎるのでもなく、一貫した姿勢で見守ります。特に、境界性パーソナリティ障害の人は「見捨てられる」ことや「否定」されることに敏感です。患者さんが感情的になっても、穏やかで温かい態度を保つよう心がけましょう。

境界性パーソナリティ障害を直接治せるのは、本人だけです。周囲の人は、患者さんを変えようとするのではなく、変わろうとするのを助けて、その努力を見守ることが大切なのです。

**用語解説** ソーシャルスキル　社会のなかで、他の人と協調して生きていくために必要な能力。挨拶や交渉、自己主張などを適切に行えることなど。

## クラスターB群　境界性パーソナリティ障害の診断のポイントは

対人関係、自己イメージ、感情などの不安定さや衝動性のあらわれが、成人期早期までに始まっているかどうかを評価します。次のうち５つ以上当てはまると診断される可能性があります。

1 見捨てられないために、なりふりかまわないふるまいをする。

2 相手を過剰に理想化したり、否定したりする。

3 自己イメージの不安定さが続いている

4 衝動的に自分を傷つけるような行為をする（浪費、性行為、物質濫用、無謀な運転、むちゃ食いなど）。

5 自殺・自傷行為を企てたり、ほのめかしたりする。またそれらをくり返す。

6 いらいらや不安感が頻繁に起きる。

7 むなしさやはかなさを慢性的に感じる。

8 頻繁に怒ったり、怒りや怒りによる衝動的行動をコントロールできない。

9 被害妄想や離人感（自分自身を傍から見ているような感覚）。

**上記のような項目に多く当てはまるかどうかや、生育歴、生活環境、病歴、診断時の所見などを総合的に評価して診断を行います。**

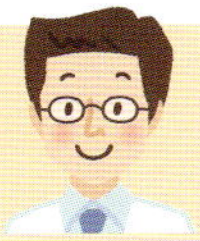

# 自己愛性パーソナリティ障害

## 特徴と背景にあるものは

自分を特別な存在だという意識が強く、尊大・傲慢な態度を取り、ほかの人への思いやりや共感する態度が欠如しているのが、自己愛性パーソナリティ障害の人の特徴です。

誰もが、自分自身を大切に思う「自己愛」を持っているものです。健全な自己愛があるからこそ、困難に立ち向かうこと、ほかの人を尊重することができるのです。しかし、自己愛性パーソナリティ障害の人にとっては、自分が稀有《けう》な存在であり、ほかの人は劣った存在なのです。強い特権意識から、常に賞賛と高い評価を得られることを期待します。

また、他人の感情を気にせず、都合よく利用しようとします。友人や恋人も、損得勘定や自尊心を満足させられるかどうかで選ぶところがあります。

しかしその背景にあるのは、強いコンプレックス（劣等感）です。心の中にある劣等感を打ち消すために、あるべき万能の自己像を作り、それを守るためにほかの人からの賞賛が必要となるのです。そのため、思ったような成果が上げられず、人に負けたり、批判を受けたり、無視されたりすると、激しい怒りを感じます（自己愛的怒り）。周囲に暴言を吐いたり、物を壊したり、暴力をふるったりすることもあります。

逆に、自己愛性パーソナリティ障害で、見かけ上非常に謙虚、消極的な人もいます。「あるべき自己像」と現実の自分とのギャップから、他人の評価を過剰に気にするためです。自分が予想する評価が得られないと「傷つけられた」と感じることもあります。

それらの症状が強くなると、抑うつ症状、引きこもりや自傷行為、*薬物依存などの問題につながります。

**用語解説** 薬物依存　特定の薬物の摂取への要求を抑えられなくなり、くり返しその薬物を使用する状態。やめようと思ってもやめられず、日常生活に支障をきたす。

## クラスターB群 自己愛性パーソナリティ障害の人は…

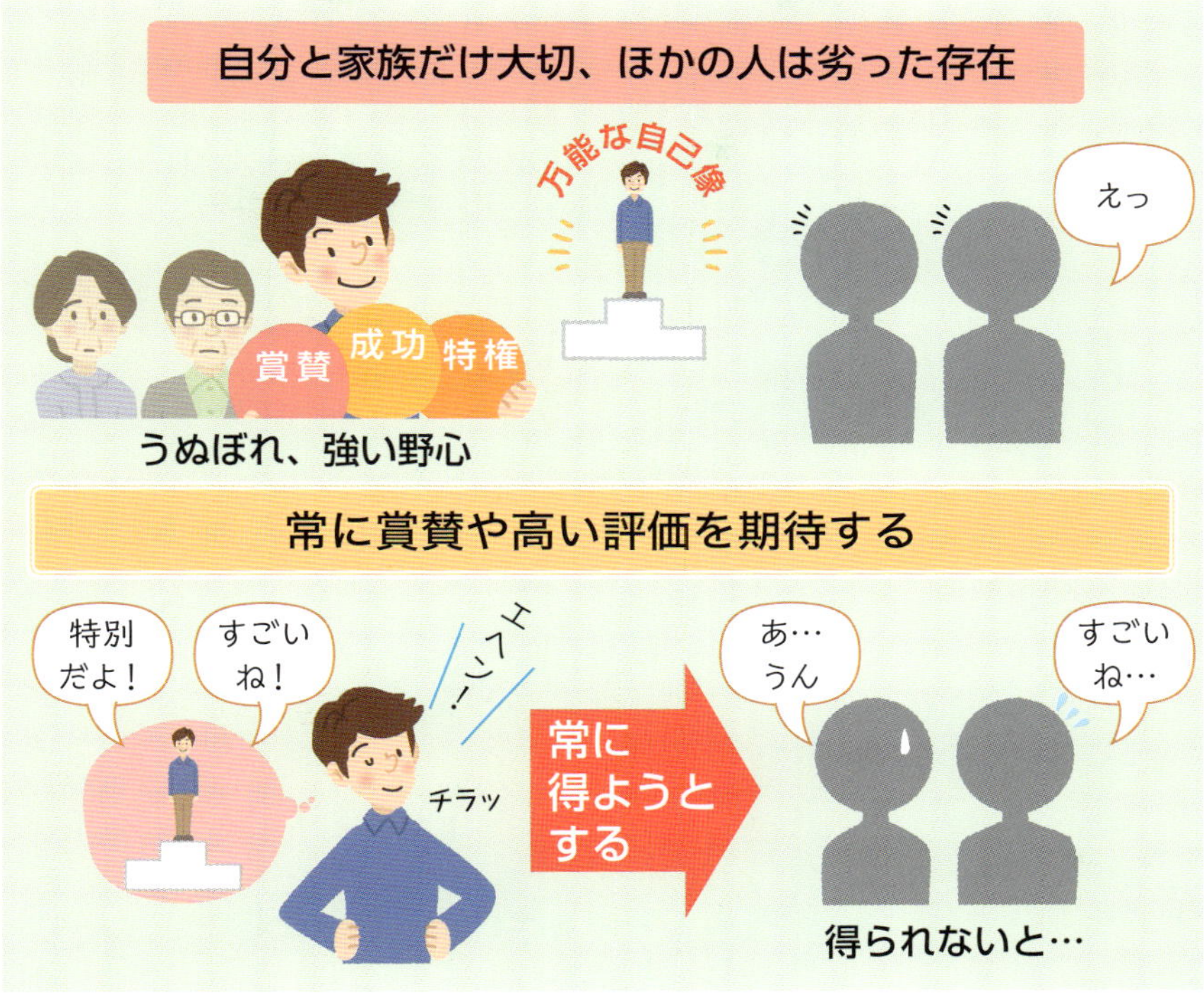


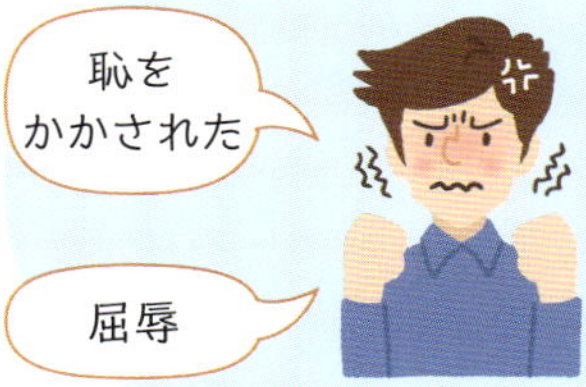


- 期待した評価がないと怒りを感じる
- 自己批判から、抑うつ症状、引き込もりや自傷行為、薬物依存にも

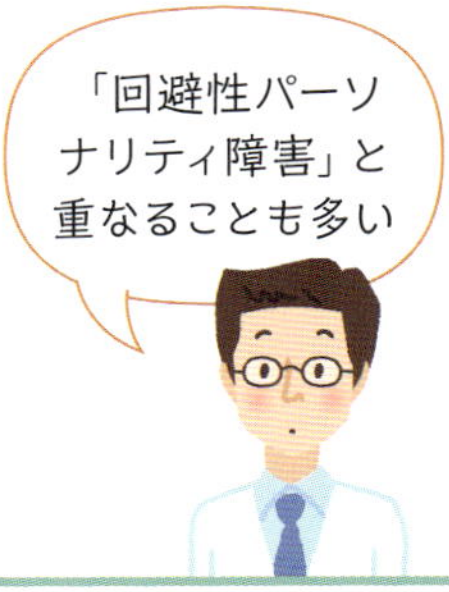
「回避性パーソナリティ障害」と重なることも多い

**有病率は**

**1.0～6.2%**

**男性に多い**

成人期初期までに始まる。
うつ病、アルコール依存、物質依存を合併することも。

＊有病率の数字は、「最近の疫学研究における DSM-IV パーソナリティ障害の頻度」(Trull et al, 2010) より

## 診断と治療方針、そして周囲のサポート

自己愛性パーソナリティ障害の治療では、ずっととらわれてきた万能な自己像から離れ、等身大の自己像を受け入れられるようになることを目指します。

自己愛性パーソナリティ障害の人の持っている強い劣等感は、あるべき自己像と、あるがままの自己像のギャップを無意識のうちに感じ、受け入れられないことから生まれます。それを改善するためには、自己愛性パーソナリティ障害の人が心の底に持っているコンプレックスを解きほぐすことが役立ちます。

自己愛性パーソナリティ障害の人は、成長過程で否定されたり、蔑《さげす》まれた経験があり、コンプレックスを抱えています。そのため、傷つくことに非常に敏感で、それを防御するために万能な自己像を必要としているところがあります。誰もが、自分自身を評価し大切に思う気持ちを持っているものですが、自分に自信があるからこそ、困難に立ち向かうことや、ほかの人を尊重することができるのです。

周囲の人は、傷つくことに敏感な自己愛性パーソナリティ障害の人の特徴を理解し、非難や批判をせず、共感の態度をもって見守ります。ただし、その人の要求やわがままを受け入れるということではありません。本人のするべきことを指摘したり、本人のものと異なる見解を示すことはします。一定の距離を保ち、冷静に対応することが重要です。自己愛性パーソナリティ障害の人は、親しい人には激しい感情をぶつけがちです。

なお、自己愛性パーソナリティ障害は、中高年期になると落ちついてきて、人のために尽くせるようになるケースもあります。「晩熟現象」といいますが、この加齢による性格の変化が、自己愛性パーソナリティ障害の人の回復に大きな役割を果たすことがあります。

## クラスターB群 自己愛性パーソナリティ障害の診断のポイントは

誇大に賞賛されたいという欲求、客観的な評価には影響を受けない状態などが、成人期早期までに始まっているかどうかを評価します。次のうち５つ以上当てはまると診断される可能性があります。

| | |
|---|---|
| 1 | 現実に関わらず自分を特別優れていて、賞賛されるべきと考える |
| 2 | 自分は才能や美しさなどの美徳に溢れ、成功し、愛されていると考える |
| 3 | 分が特別な存在で、それを理解できるのはほかの特別な才能に恵まれた者だけだと考える |
| 4 | 過剰な賞賛を求める |
| 5 | 自分に対する特別有利な取り計らいや賛同を理由なく期待する。 |
| 6 | 目的のために他人を利用する。 |
| 7 | 他人の気持ちや感情を軽視する。 |
| 8 | 他人に嫉妬したり、他人から嫉妬されていると思い込む。 |
| 9 | 思い上がったり、人を見下すような態度。 |

上記のような項目により多く当てはまるかどうかや、生育歴、生活環境、病歴、診断時の所見などを総合的に評価して診断を行います。

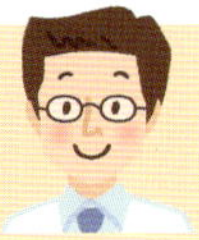

# 演技性パーソナリティ障害

## 特徴と背景にあるものは

派手な外見や大げさなふるまいで、ほかの人、特に異性の注目や関心を集めることに、エネルギーを傾けてしまうのが、演技性パーソナリティ障害です。

たいていは、外見を美しく華やかに保つ努力をし、自分の異性（多くが女性）としての魅力を最大限にアピールします。人を惹きつけるために、芝居がかった話し方をしたり、思わせぶりな態度も取ります。

最初は非常に強い印象を与えるのですが、付き合っていくうちに内面的な深みに乏しいことに気づくかもしれません。個性が強いのではなく、「相手」の気をひくために、「自分」を変えているので、流行や人の意見の影響を受けやすく、言動に一貫性がないからです。気分も変わりやすく何かに夢中になっても、すぐに冷めてしまうことも珍しくありません。そのため、信用を失ったり、軽んじられることも多いのですが、本人はそのような言動をやめられないのです。

男女間でもトラブルを起こしがちです。

異性から見て思わせぶりな態度を取ることが多いため、相手は「自分に気があるのだ」と勘違いし、思いを募らせてしまうのですが、本人にはその意図や自覚がありません。そのため、複数の人の片思いを誘発して、トラブルになることも珍しくないのです。

演技性パーソナリティ障害の人は、意識して人を惹き付けようとしてふるまっているわけではありません。

また、何か目立つ行動をしていても、その意味を自分自身で考えることもほとんどありません。それらが周囲との軋轢につながりやすいのです。

## クラスターB群 演技性パーソナリティ障害の人は…

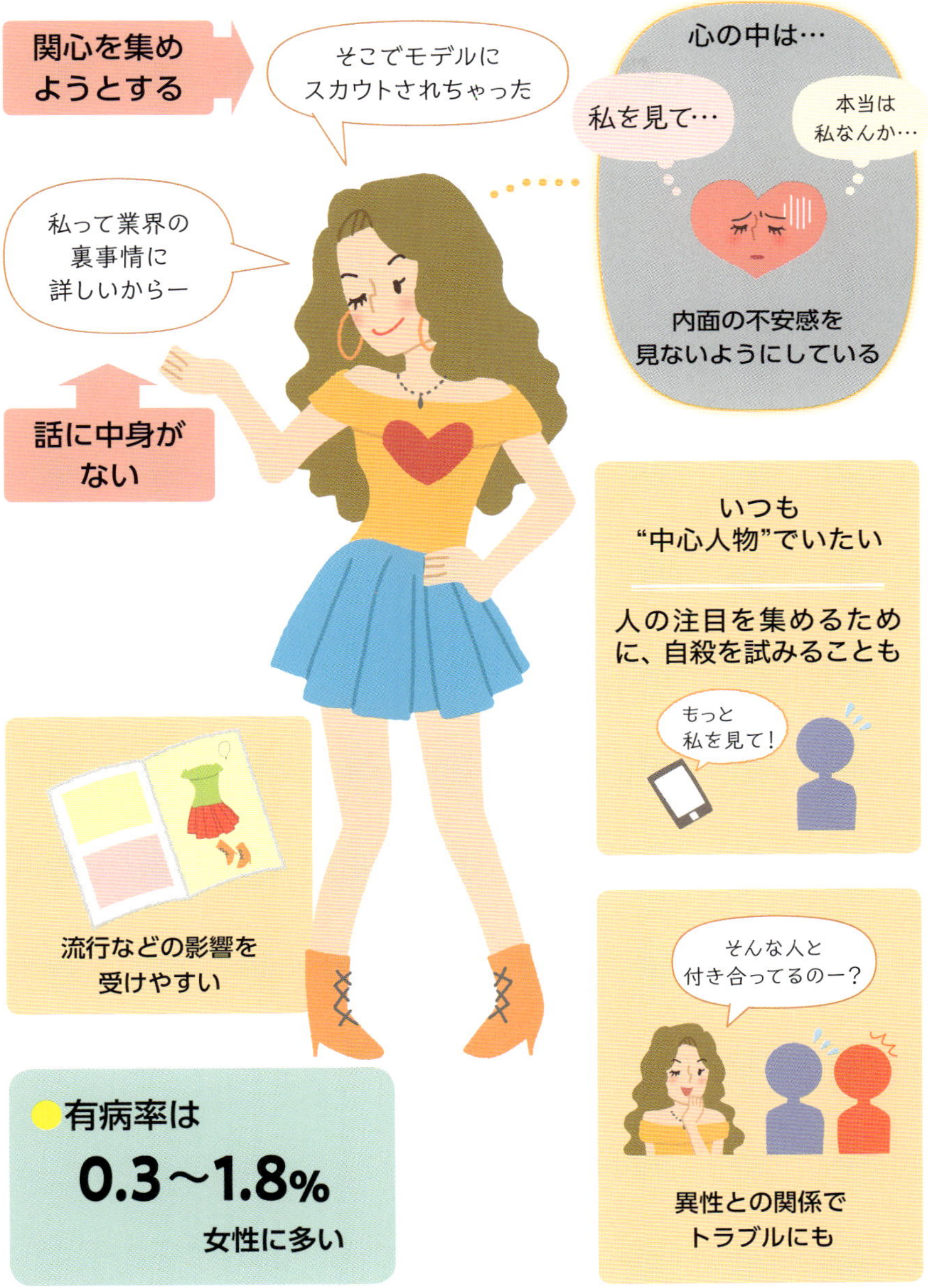
関心を集めようとする
そこでモデルにスカウトされちゃった
心の中は…
私を見て…
本当は私なんか…
内面の不安感を見ないようにしている
私って業界の裏事情に詳しいからー
話に中身がない
いつも“中心人物”でいたい
人の注目を集めるために、自殺を試みることも
もっと私を見て！
流行などの影響を受けやすい
そんな人と付き合ってるのー？
異性との関係でトラブルにも
有病率は
0.3～1.8%
女性に多い

＊有病率の数字は、「最近の疫学研究における DSM-IV パーソナリティ障害の頻度」(Trull et al, 2010) より

## 診断と治療方針、そして周囲のサポート

演技性パーソナリティ障害の人の治療では、その行動の背後に「注目や関心を浴びていないと、自分に価値が感じられない」という考え方があることに自覚を促していきます。

常に、派手な服装やふるまいをするということは、そうしないと関心をもってもらえない、自分に価値がないと感じる心の裏返しでもあります。

治療では、この問題を本人に自覚してもらい、周囲の注目や賞賛がなくとも自分自身に価値があることを確認しつつ、ほかの人の評価に自分自身が支配されている状態を改めるための行動を積み重ねる作業が進められます。

つまり、自分の価値を人からの賞賛などではなく、自分自身に求めること、ほかの人からの愛情や信頼を注目や関心で測らないことを学ぶのです。

演技性パーソナリティ障害の人は、その特徴である誇張を、純粋に信じてしまうような人を恋人や配偶者としやすいのです。

さらに、演技性パーソナリティ障害の人は、しばしば過呼吸などの身体症状を持っているため、恋人や配偶者は〝面倒を見る〟ことで、離れられなくなっていることが多いのです。

しかし、患者さんの言動を非難したり批判することは治療の助けにはなりません。

演技性パーソナリティ障害の人にとって、ありのままの自分を受け入れてもらっていると実感できることは、助けになります。恋人や配偶者は、批判せず、冷静に適度な距離を保ちつつ、本人が努力を重ねることを見守ることが大切です。

演技性パーソナリティの傾向は、うまく使えれば、自己アピールや表現のうまさという〝個性〟にもつながります。パーソナリティを変えるのではなく、その特徴を上手にコントロールできる状態を目指します。

## クラスターB群 演技性パーソナリティ障害の診断のポイントは

大袈裟な態度や注目を集めようとするふるまいなどが、成人期早期（25歳頃）までに始まっているかどうかを評価します。次のうち5つ以上当てはまると診断される可能性があります。

1 常に自分が注目されていないと気がすまない。

2 異性に対して性を強調するようなコミュニケーションをとる。

3 すぐに機嫌が悪くなったりし、それを隠さない。

4 目立つために派手な服装、髪型などを用いる。

5 オーバーだが内容のない話し方をする。

6 芝居がかった、大袈裟な言動を用いる。

7 他人または環境の影響を受けやすい。

8 相手との関係を実際より親密なものと思っている。

**上記のような項目により多く当てはまるかどうかや、生育歴、生活環境、病歴、診断時の所見などを総合的に評価して診断を行います。**

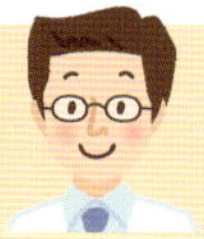

# 反社会性パーソナリティ障害

反社会性パーソナリティ障害の特徴として、15歳までに、暴行や恐喝、窃盗、破壊行為、家出、学校での問題行動などのいわゆる「非行（行為障害）」をくり返し行っていることがあります。

背景には、養育者が定まっていなかったことなど、養育環境の不安定さが指摘されることがあります。両親の愛情不足や溺愛、虐待やネグレクト（育児放棄）のなかで育つことが多いのです。

また、注意欠如・多動性障害（ADHD）などの発達障害があって、そのために、健全な考え方や行動パターンを身につけることが困難だったというケースもあることが指摘されています。

反社会性パーソナリティ障害の人は、特に対人関係のなかで、激しい怒りや破壊的傾向が多く生じます。そのため、反社会性パーソナリティ障害の人の多くは、仕事や家庭が安定しません。

## 特徴と背景にあるものは

法律など社会のルールやほかの人の権利を無視・侵害する行動パターンを示すが、良心の呵責《かしゃく》が乏しく反省することが稀なのが、反社会性パーソナリティ障害の人の特徴です。

自己中心的で冷酷で、ほかの人の感情を害したり、傷つけることにためらいがなく、共感や同情を示さないことが稀ではありません。他者の信頼を得たり、責任を負うことに価値を認めず、嘘をついたり、暴力などで脅してでもほかの人を従わせようとすることがあります。

傷害や窃盗、暴行、詐欺、強盗、強奪、強要、放火などの犯罪行為につながったり、動物虐待を行うこともあります。しばしば薬物依存やアルコール依存を合併します。

## クラスターB群 反社会性パーソナリティ障害の人は…

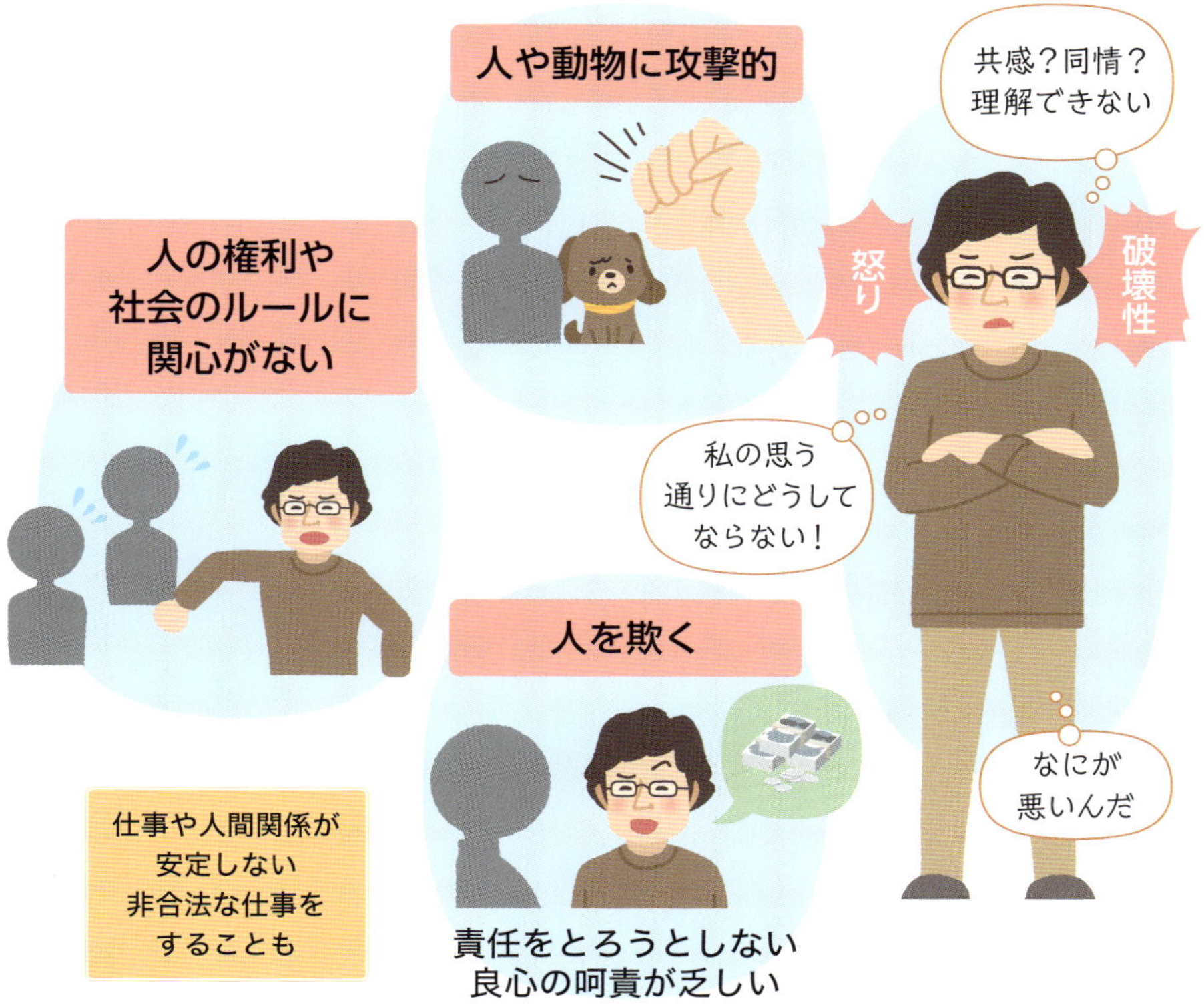
人や動物に攻撃的
共感？同情？理解できない
怒り
破壊性
人の権利や社会のルールに関心がない
私の思う通りにどうしてならない！
人を欺く
なにが悪いんだ
仕事や人間関係が安定しない 非合法な仕事をすることも
責任をとろうとしない 良心の呵責が乏しい

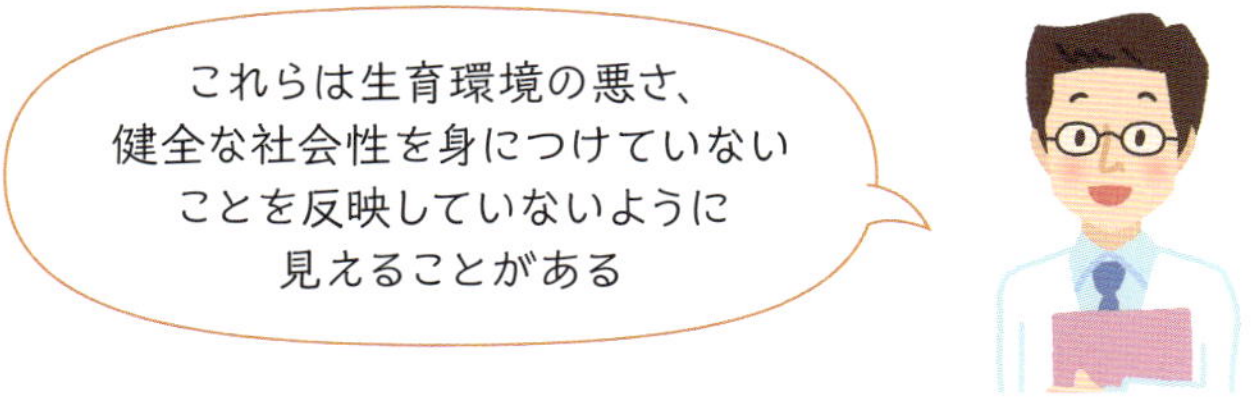
これらは生育環境の悪さ、健全な社会性を身につけていないことを反映していないように見えることがある

**有病率は**
**0.6～3.8%**
**男性に多い**

18歳以上で15歳までに非行（行為障害）がある。
アルコール依存、物質使用障害（薬物依存）を合併することが多い。

＊有病率の数字は、「最近の疫学研究における DSM-IV パーソナリティ障害の頻度」(Trull et al, 2010) より

## 診断と治療方針、そして周囲のサポート

反社会性パーソナリティ障害の人は、自分の犯した行為への反省が乏しいため、自分から病院で受診しようとはなかなか考えません。何かの事件を起こしたことが受診のきっかけとなることも少なくありません。

医療機関で治療を受けるときも医師を信頼できず、ルールや約束を守れず、破壊行為や暴力行為といった問題が生じることがあります。反社会性パーソナリティ障害のほかに、薬物やアルコールへの依存がある場合はその治療も行われます。

前述したように、反社会性パーソナリティ障害の人には人間不信があり、医師など治療者との信頼関係を結ぶことが、とても難しいのです。

治療者を含めた周囲の人との人間関係が、回復を促す鍵となります。ベテラン刑事や保護士などと信頼関係を結んだり、家族が根気強く愛情や信頼を寄せることで、症状が改善していく人もいます。

また、中高年の年代にさしかかると性格がやわらぎ、内省的になることがあり（晩熟現象）、そこから治療効果が出てくる人もいます。

逆に、患者さんが「関係を断ち切られた」と思うことは、症状を悪化させます。反社会的パーソナリティ障害の人は、自分に対する否定や裏切りに対して非常に敏感です。

ただし、周囲の人が、反社会的パーソナリティ障害の人が扱いづらいからといって、同調したり、従ってしまうのもよくありません。

反社会性パーソナリティ障害の人は、「自分より弱い存在」に対しては、都合よく利用しようとしたり、脅しの行動をみせることがあります。そばにいることで犯罪に巻き込まれる可能性も高くなります。

家族でも駄目なことには駄目と、毅然とした態度をとる必要があります。

## クラスターB群　反社会性パーソナリティ障害の診断のポイントは

人の権利を無視したり、侵害するふるまいが 15 歳以降で見られているかどうかを評価します。次のうち３つ以上当てはまると診断される可能性があります。（このパーソナリティ障害の診断は 18 歳以上であることが必要です。）

| | |
|---|---|
| 1 | 逮捕の原因になるような違法行為をくり返したりする。 |
| 2 | くり返し嘘をついたり、自分の利益や快楽のために人をだます。 |
| 3 | 行動は衝動的で、長期的な見通しがない。 |
| 4 | いらいらしやすく攻撃的で、仕事が長続きしなかったり、約束を守らなかったりする。 |
| 5 | 無謀な言動をする |
| 6 | 無責任で仕事が長続きしなかったり、約束を守らなかったりする。 |
| 7 | 他人を傷つけたり、悪いことをしても良心が痛まない。 |

さらに・・・

- 15 歳より前に非行歴がある
- 上記のようなふるまいには、ほかの精神疾患の影響を受けていない

上記のような項目により多く当てはまるかどうかや、生育歴、生活環境、病歴、診断時の所見などを総合的に評価して診断を行います。

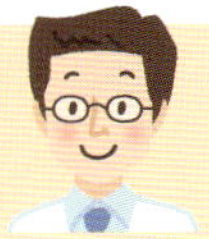

**注意**　この診断基準のそれぞれの内容は深刻ですが、反社会性パーソナリティ障害の患者の特性を必ずしも説明するものではなく、診断される患者の多くがこれらの基準の半分にも当てはまらないことに注意が必要です。

# 妄想性（猜疑性）パーソナリティ障害

## 特徴と背景にあるものは

異常に疑い深くなり、自分が悪意や敵意にさらされ、攻撃されていると思い込んでしまうことが起きやすいのが、妄想性パーソナリティ障害の特徴です。

自分以外の人を信用することができず、ほかの人の言動を、自分を陥れるため、あるいは自分の権利を侵害するためだと解釈します。

たとえば、職場の人が自分の職務を果たすためにしている行為やちょっとした善意も、「だまされているのでは」「裏の目的があるのではないか」と考えます。ほかの人が誤りを指摘しても、かえって被害者意識を強め、孤立してしまいます。

恋人や配偶者であっても信じられず、相手が裏切っているのではないかと疑います。

猜疑心から、周囲の人々に攻撃的になることも珍しくありません。恋人や配偶者に対してＤＶ（ドメスティックバイオレンス・家庭内暴力）をふるうこともあります。恨みを持った相手を訴えようとすることもあります。このような場合、筋が通らない主張でも、本人は自分の正当性を疑うことがないので、周囲は困惑してしまいます。

このような人では、育った家庭が、失敗を許されなかったり、常に非を責められる雰囲気であったことが見られます。

また、ほかのパーソナリティ障害があり、さらにストレスなどがかかることで妄想性パーソナリティ障害を発症するケースも少なくありません。

妄想性パーソナリティ障害の人は、その障害のせいで常に、不安にかられ、緊張状態にいるのです。彼ら自身が安らぐことがなくつらい日々を過ごしているといえます。

## クラスターA群 妄想性パーソナリティ障害の人は…

### 自分が悪意や敵意にさらされていると感じる

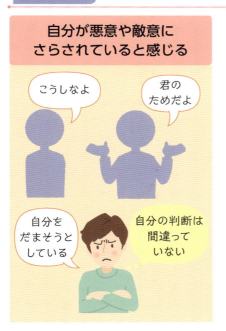

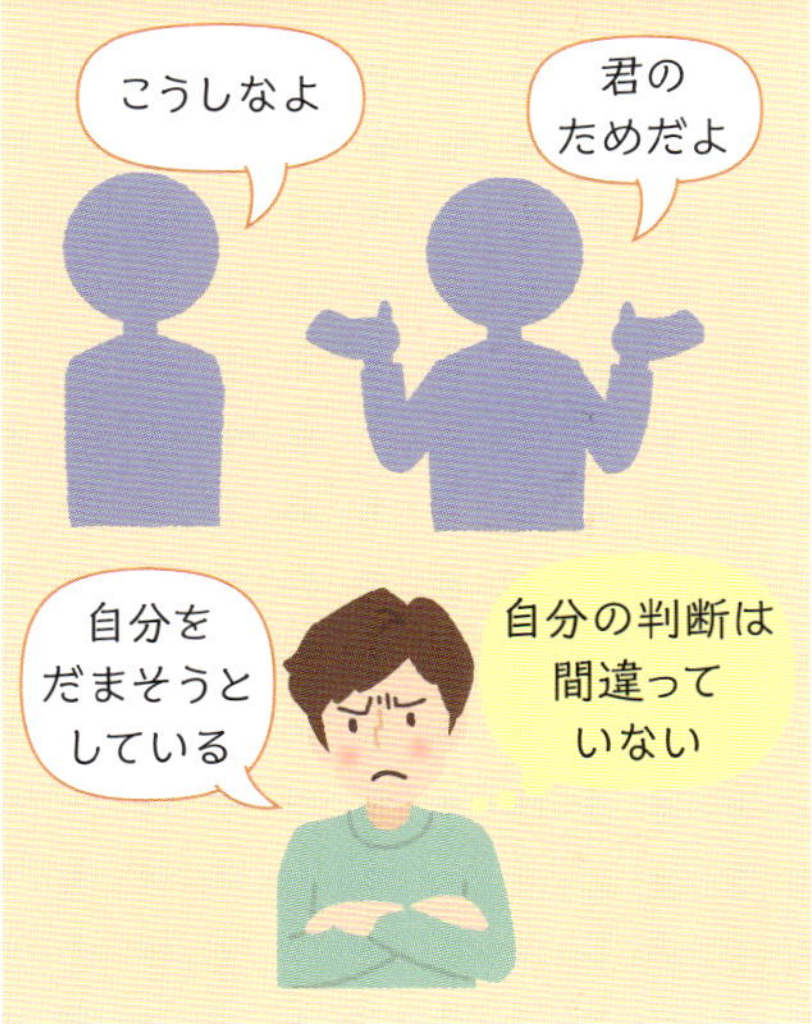
こうしなよ
君のためだよ
自分をだまそうとしている
自分の判断は間違っていない

### 身内すら信用できなくなる

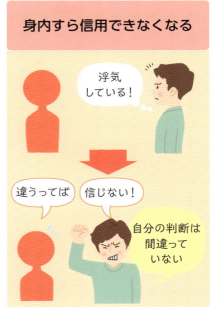

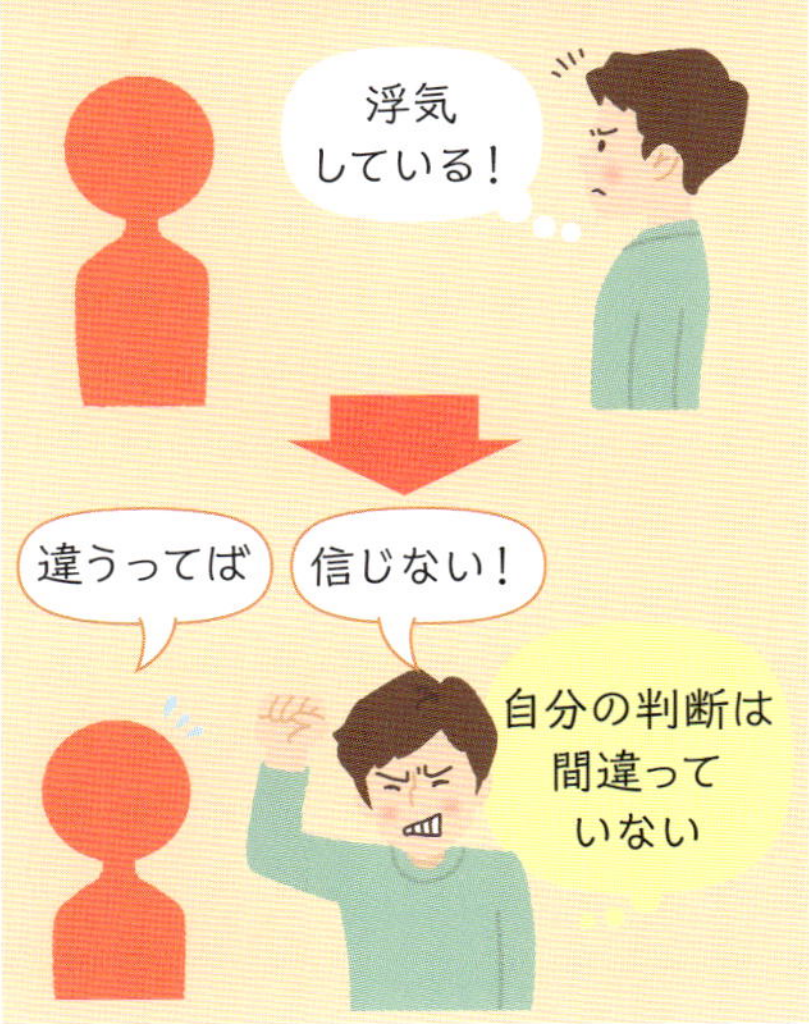
浮気している！
違うってば
信じない！
自分の判断は間違っていない

### 妄想性パーソナリティ障害の悪循環

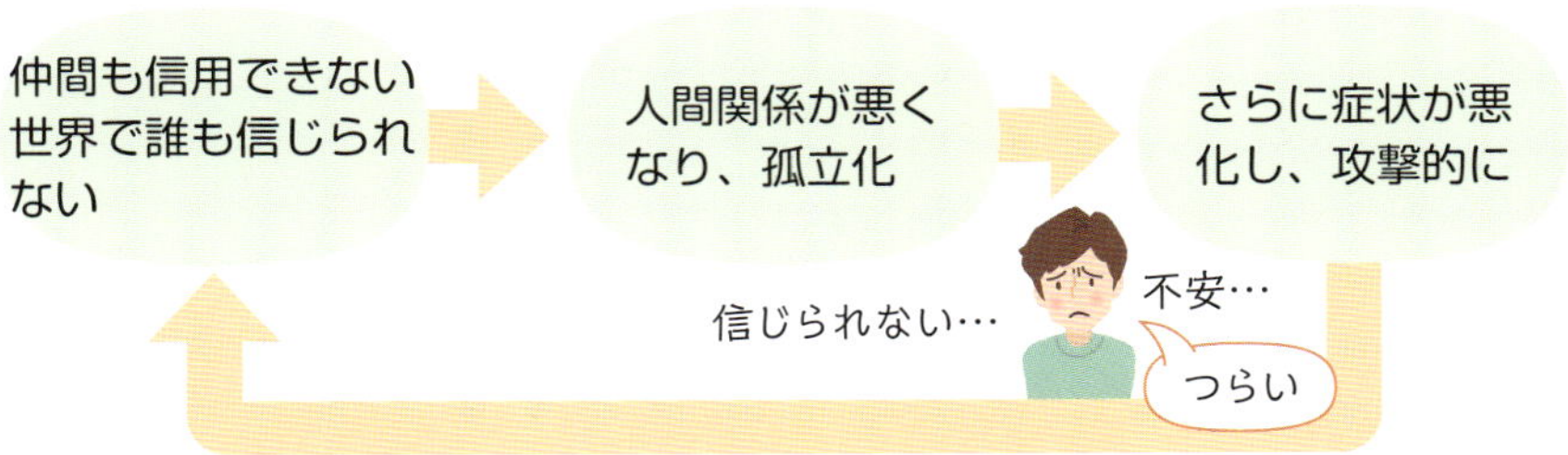
仲間も信用できない世界で誰も信じられない
人間関係が悪くなり、孤立化
さらに症状が悪化し、攻撃的に
信じられない…
不安…
つらい

**有病率は**

**0.6～3.1%**

**男性に多い**

小児期や青年期に変わった言動が始まる。
妄想性障害、妄想型統合失調症を発症することがある。

＊有病率の数字は、「最近の疫学研究における DSM-IV パーソナリティ障害の頻度」（Trull et al, 2010）より

## 診断と治療方針、そして周囲のサポート

妄想性パーソナリティ障害の治療では、いかに治療者を含めた周囲の人が患者さんと信頼関係を結び、患者さんの緊張や不安を減らせるかが重要です。そのために、まず妄想性パーソナリティ障害の人の考えを否定したり、非難しないことです。

妄想性パーソナリティ障害の人は自分の意見にしがみついて他の人の意見を受け入れようとしないことがしばしばあります。どんなに理路整然とその思い込みが現実的でないことを説明しても、それを受け入れることができず、かえって自分を攻撃されたり否定されたと感じて頑《かたく》なになってしまいます。

妄想性パーソナリティ障害の人は自分の考えに捕われている一方で、自分の主張の論理的な破綻や世界観のもろさに不安を感じています。頑なさや攻撃的な態度の底には、不安や助けを求める気持ちがあることを理解し、少しずつ誤った思い込みを解きほぐし、事実をありのままに受け止められる手助けをします。

周囲の人は、妄想性パーソナリティ障害の人の妄想に巻き込まれないよう、冷静かつ中立でいられるように距離感を保ちましょう。

妄想的な考えに対しては、頭から否定や批判をしないようにします。しかし妄想的な考えを受け入れたり、意見に迎合したりしてはいけません。患者さんの思いや不安に共感しつつ、別の見方や解釈があることを伝えていきます。

妄想性パーソナリティ障害の人は、自分の築いてきた約束や秩序を破られることに敏感です。本人の思い込みに対して、その場をごまかそうとする態度はかえって状況を悪くします。

妄想性パーソナリティ障害の人が妄想的な考えを発展させやすくなるのは、精神的余裕がなく、ストレスや不安が強いときです。生活での負担がかかりすぎないよう配慮することも大切です。

## クラスターA群 妄想性パーソナリティ障害の診断のポイントは

他人について悪意があると考えたり、信用できず、疑い深い傾向が成人期早期までに始まっているかどうかを評価します。次のうち４つ以上当てはまると診断される可能性があります。

1. 根拠なく、他人が「自分を利用する」「危害を加える」「だます」 などと疑う。
2. 友人や仲間の誠実さや信頼を不当に疑う。
3. 他人を信用できず、秘密を打ち明けようとしない。
4. 悪意のない言葉やできごとであっても、悪い意味に捉える。
5. 自分が不利益を受けた相手には、恨みを抱き続ける。
6. 自分への評価や批判を攻撃だと受け取り、怒ったり、逆襲を考える。
7. 根拠なく、配偶者や恋人が不誠実であることを疑う

上記のような項目に多く当てはまるかどうかや、生育歴、生活環境、病歴、診断時の所見などを総合的に評価して診断を行います。

こうしたことがあらわれているときに統合失調症、気分障害や他の精神疾患ではないこと、そのほかの病気の症状ではないことも診断の際の条件になります。

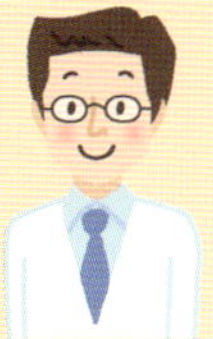

# 統合失調質（シゾイド）パーソナリティ障害

## 特徴と背景にあるものは

ほかの人への関心が薄く、ひとり自分の世界にこもることを好むのが統合失調質（シゾイド）パーソナリティ障害の人の特徴です。目を合わせたり、感情をあらわにすることが少なく、親しい人もごくわずかです。

そうした態度から、傍目に冷淡または社交不安が強いなどと思われがちですが、人への好き嫌い、怒りや愛着があまりないのです。本人は、一人でいることに満足しています。異性への関心もあまりありません。なかには引きこもりになる人もいます。

ただ、統合失調質パーソナリティ障害の人は、感情が欠けているわけではありません。独自の感性で、内面に豊かな世界をもっています。芸術や自然科学など、特定の分野で成功を収める人も少なくありません。

統合失調質パーソナリティ障害が生じる背景としては、以前は成長過程で愛情をかけられなかったことなどが要因として考えられてきました。しかし、愛情深い家庭で育っていてもこのパーソナリティ障害になるケースもあります。

統合失調質パーソナリティ障害で、最も問題になるのは、社会性が必要な状況に置かれるときです。たとえば、異性との恋愛関係や、職場で部下を指導するなど、ほかの人との密な交流は統合失調質パーソナリティ障害の人にとっては、大きな負担となります。

こうした状況に適応することができずコミュニケーションがうまく取れずに居場所を失ったり、ストレスが亢じて心のバランスを崩し、うつ病などになるケースもあります。

**用語解説** ドーパミン系　ドーパミンとは脳内で働く神経伝達物質の１つで、脳の中枢でドーパミンの授受により情報を伝えている経路。

## クラスターA群 統合失調質パーソナリティ障害の人は…

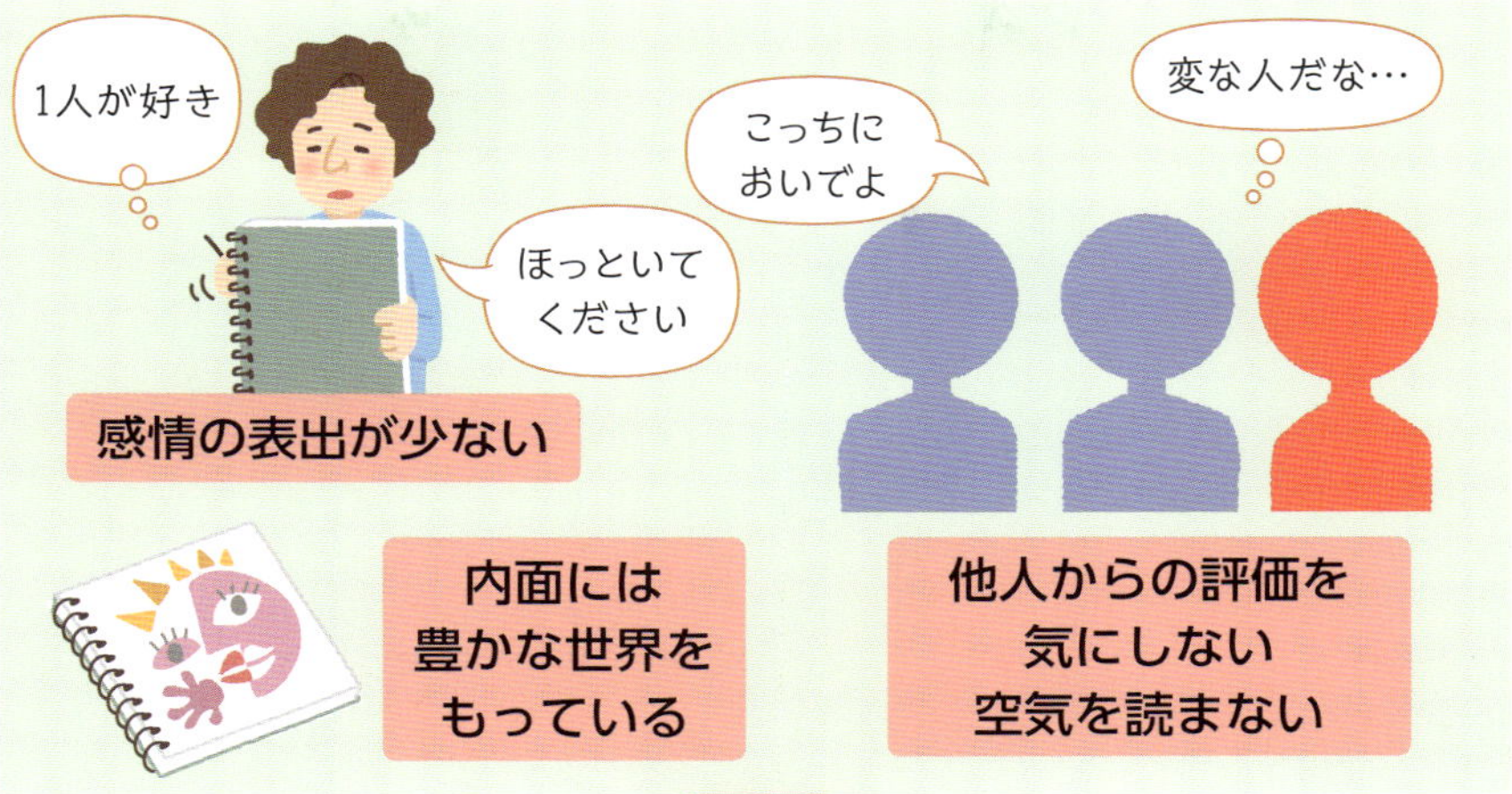
1人が好き
ほっといてください
こっちにおいでよ
変な人だな…
感情の表出が少ない
内面には豊かな世界をもっている
他人からの評価を気にしない空気を読まない

**人間関係を難しくすることも**

### 回避性パーソナリティ障害と似て見えるが

- 回避性パーソナリティ障害 → 人と関わりたい気持ちがあるが同時に不安がある
- 統合失調質パーソナリティ障害 → 人と関わることに興味がない

**●有病率は**
**0.6～3.1%**
**男性に多い**

小児期や青年期から人間関係が少ない。
かつては統合失調症の病前性格と考えられていたが、現在は否定されている。

＊有病率の数字は、「最近の疫学研究における DSM-IV パーソナリティ障害の頻度」(Trull et al, 2010) より

## 診断と治療方針、そして周囲のサポート

統合失調質パーソナリティ障害の人にとって、自分の世界は決して侵されたくない大切なものです。その世界と外の世界は異なっており、ほかの人には理解されないものだということは、うすうす感じています。

だからこそ、統合失調質パーソナリティ障害の人は、ひとりこもる傾向にあるのです。周囲の人が支援を考えるときは、その気持ちは尊重しつつ、少しずつコミュニケーションの方法を覚えてもらい、社会生活を円滑にすることを目指します。

ただ、人との関わりを持ちたがらないというパーソナリティそのものを変えることはできないという点には注意が必要です。

無理に友人関係を作ろうとしたり、本人の趣味をやめてもらおうとしたりすることは、統合失調質パーソナリティ障害の人にとって、大きな負担になり、症状の悪化を招きます。

周囲の人も、統合失調質パーソナリティ障害の人の特性を受け入れ、無理に距離を縮めようとしたり、個人的なことに深入りしていくのは避けるべきです。周囲の人から見ると歯がゆい統合失調質パーソナリティ障害の人の態度も、本人にとって意味があるのです。心を開いていないうちから、親しげな態度を取ったり、個人的な質問をくり返すと、統合失調質パーソナリティ障害の人はますます他人との関わりに苦手意識を強くしてしまいます。

ストレスが強くなると、症状が悪化したり、うつ病を併発することもあります。

必要なコミュニケーションが取れていれば、それをよしとして見守り、統合失調質パーソナリティ障害の人自身から心を開くのを待ちましょう。

統合失調質パーソナリティ障害の場合は、周囲の人に馴染んでいく際に、本人のペースを守ることが大切なのです。

## クラスターA群　統合失調質（シゾイド）パーソナリティ障害の診断のポイントは

社交性がなく、他人に友好的な態度を示さない様子が、成人期早期までに始まっているかどうかを評価します。次のうち4つ以上当てはまると診断される可能性があります。

1 他人はもちろん、家族とも親密な関係を持ちたいと思わない、また楽しいとも感じない。

2 いつも孤立した行動をとりたがる。

3 他人と性体験を持とうとする興味が薄い。

4 自分が楽しむことに消極的。

5 親・兄弟・子ども以外には、親しい友人や信頼できる友人がいない。

6 他人の賞賛や批判に対して関心を示さない。

7 感情的な様子を見せず、常に冷淡な状態を示す。

上記のような項目に多く当てはまるかどうかや、生育歴、生活環境、病歴、診断時の所見などを総合的に評価して診断を行います。

こうしたことがあらわれているときに統合失調症、双極性障害、抑うつ障害や他の精神疾患ではないこと、自閉症スペクトラム障害ではないこと、そのほかの病気の症状ではないことも診断の際の条件になります。

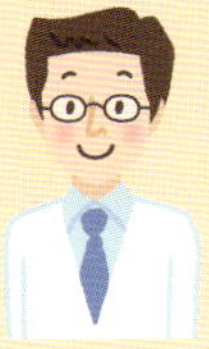

# 統合失調型パーソナリティ障害

## 特徴と背景にあるものは

人付き合いがうまくなく、活動していても空回りが多い、会話がかみ合わないなど、どこか奇妙な印象を与えるのが、統合失調型パーソナリティ障害の人の特徴です。

統合失調質パーソナリティ障害と近縁性があるとされていますが、統合失調型パーソナリティ障害の人は、対人関係で型破りな印象を与える人が多いようです。しかし、本人は対人関係に消極的であり人前で無理をして活動すると精神的に負担がかかってしまいます。

人とのコミュニケーションでも、本人に奇妙な信念や妄想に近い思い込みがあり、話す内容が過度にあいまいで抽象的なため、周囲から浮いてしまうことも多いです。

それでも、物事がうまくいっている間はよいのですが、プレッシャーが強くなると、ちょっとしたきっかけで爆発したり、引きこもったりすることがあります。

また、奇妙な思考が言動には現れず、きちんと社会生活を送れているように見える人でも、本人は強いストレスを感じ、精神的な不安定さをかかえていることがしばしばあります。

要因として指摘されるのは生育環境です。たとえば暴力や虐待などの問題、また、家族や近親者が統合失調症であるケースもありますが、当てはまらない例も少なくありません。

統合失調型パーソナリティ障害の人の一部は、統合失調症を発病します。なお、ICD-10*（国際疾病分類第10版）では、統合失調症の軽症例として分類されています。

**用語解説** ICD-10　WHO（世界保健機関）が作成する死因・疾病に関する統計と分類。1900年に第1版が出版され、ICD-10は1990年に発表された第10版。

## クラスターA群 統合失調型パーソナリティ障害の人は…

### 考え方や行動が奇異

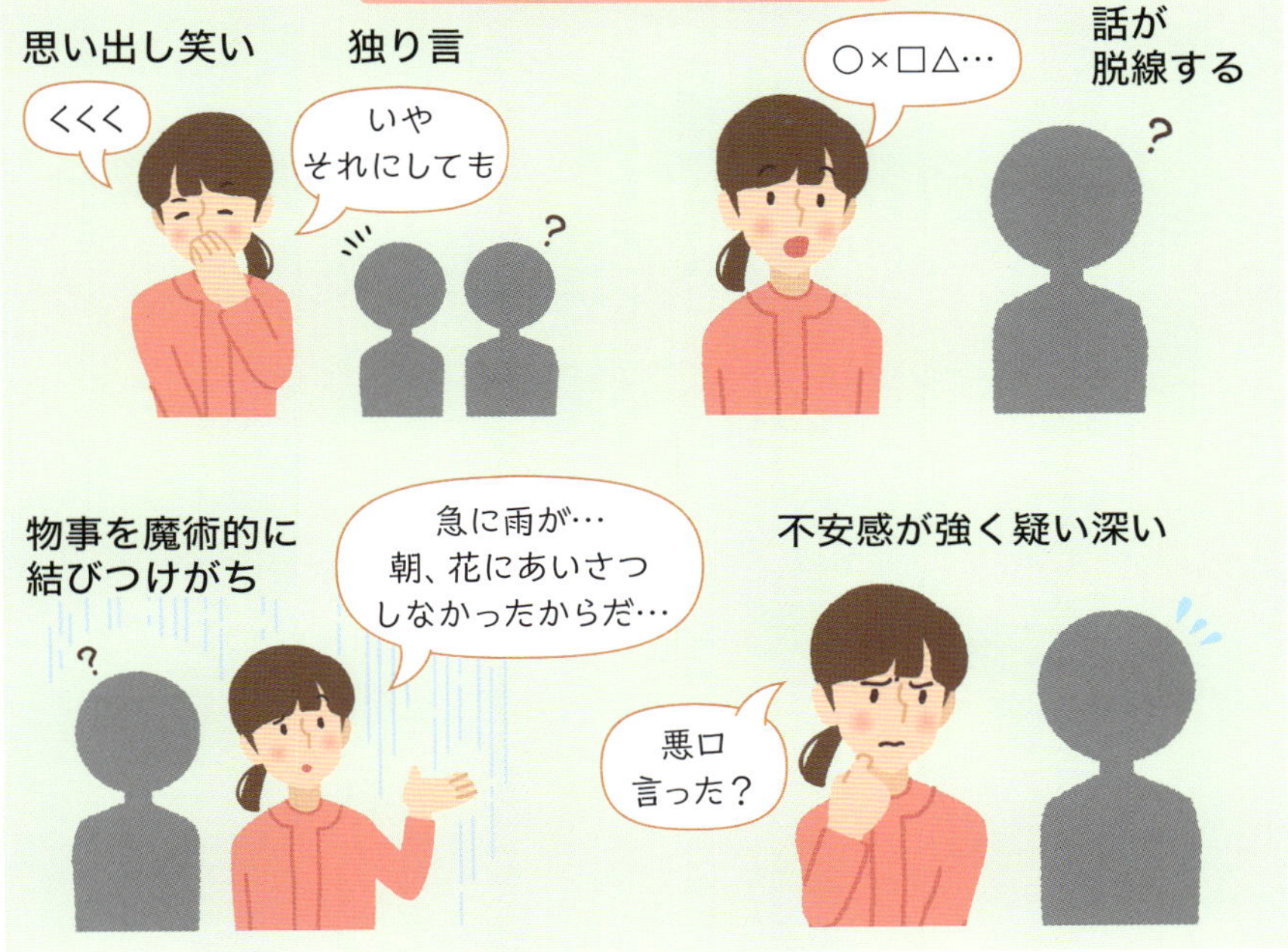
思い出し笑い
くくく
独り言
いや
それにしても
○×□△…
話が
脱線する
物事を魔術的に
結びつけがち
急に雨が…
朝、花にあいさつ
しなかったからだ…
不安感が強く疑い深い
悪口
言った？

**人と親密な関係になることを避け、孤立しがち**

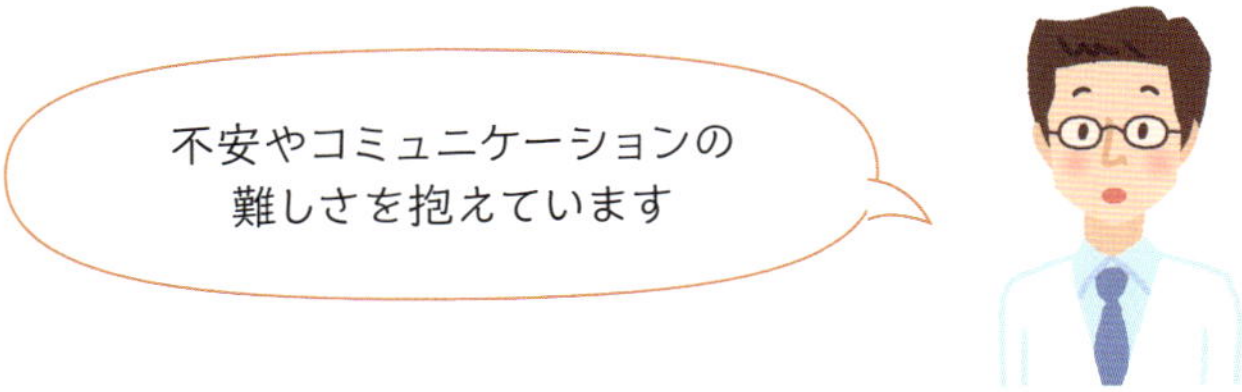


●有病率は
**0.6～3.9%**
成人期早期までに始まる

成人期早期までに始まる
小児期から青年期に、奇妙な言動があらわれやすい
近親者に統合失調症の人がいることが多い

＊有病率の数字は、「最近の疫学研究における DSM-IV パーソナリティ障害の頻度」(Trull et al, 2010) より

## 診断と治療方針、そして周囲のサポート

統合失調型パーソナリティ障害の人の思考形式や感性は、本来他の人に容易に理解できるものではありません。本人も他の人とはわかり合えないという思いを抱え、虚しさを感じています。

治療では、この独特の考え方や生き方を否定することなく、他の人とのコミュニケーションの取り方を身につけていくようにします。

ただし、無理に人の輪に参加させたり、一般的な生き方に合わせさせることは不適切です。

統合失調型パーソナリティ障害の人は、ほかの人と信頼関係を結ぶのが難しいのです。たとえ、一見社交的に見えても、無理に周囲に合わせているだけで、本人には多大なストレスがかかっていることがあります。

無理に〝一般的〟なコミュニケーションや生活スタイルを押し付けては、苦痛を感じてしまいます。

また、統合失調型パーソナリティ障害の人が信じる超能力や超常現象など、内的世界の構成要素を頭から否定したり理詰めで説得しても、患者さんは攻撃されたと感じ、さらに不安定になって、自分の独特な世界に没頭しようとします。

本人の考えを尊重しつつ、何が苦手なのか、どのようなときにストレスを感じやすいのかを見極め、患者さん本人に理解してもらい、そのような状況を避けられるようにすることが必要です。また、あいさつをする、相づちを打つなど基本的なコミュニケーションスキルを身につけることも役立ちます。

周囲の人は、対人関係や社会生活を無理強いすることなく、患者さんの世界を侵害しないようにすることが大切です。

少しずつ患者さんの気持ちに寄り添うことで、患者さんから信頼される関係を作っていくことが理想的です。信頼できる人がいることで、患者さんも安らいでいられることが多くなります。

## 統合失調型パーソナリティ障害の診断のポイントは

対人関係をわずらわしく感じ、他人と親密な関係を築きにくく、また迷信深く、奇妙な言動をしがちなどのふるまいが、成人期早期までに始まっているかどうかを評価します。次のうち５つ以上当てはまると診断される可能性があります。

1 偶然のできごとに、特別な意味があると考える。
2 迷信、超能力、魔術、霊感などを信じる。子どもから青年期に奇異な空想をする。
3 超常現象を見たり、体験したと感じる。
4 奇妙な考え方をし、あいまい、間延びしがち、まわりくどい、細部にこだわるなど独特の話し方をする。
5 他人に対する疑い深さや被害妄想などがある。
6 その場にそぐわない感情的反応や表情。
7 その場にそぐわない奇妙な行動や服装。
8 親・兄弟・子ども以外には、親しい友人や信頼できる人がいない。
9 対人関係が苦手で、いつまでも慣れず、そうした場面で悪いことが起きると考え不安になる。

**上記のような項目に多く当てはまるかどうかや、生育歴、生活環境、病歴、診断時の所見などを総合的に評価して診断を行います。**

**こうしたことがあらわれているときに統合失調症、双極性障害、抑うつ障害や他の精神疾患ではないこと、自閉症スペクトラム症ではないこと、そのほかの病気の症状ではないことも診断の際の条件になります。**

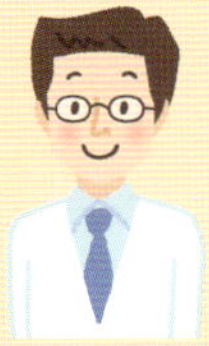

# 強迫性パーソナリティ障害

## 特徴と背景にあるものは

秩序やルール、計画などに強いこだわりをみせ、それを完璧にこなさないと気が済まないために、社会生活に支障をきたしてしまうのが、強迫性パーソナリティ障害です。

仕事や勉強で完璧を目指して取り組んだり、「○○でなければならない」など極端に良心的・倫理的な態度になることもあります。

一見、悪いことではないようですが、度を越して杓子定規なため柔軟な対応ができず、かえってルールや計画の目指すところを損ねてしまいます。

たとえば、旅行に行っても予定通りに行動することにばかりこだわり、目の前の景色や体験を楽しむことができなかったり、仕事で手順や細部にこだわりすぎて納期に間に合わない、などです。

強迫性パーソナリティ障害の人は、自分のこだわりに縛られるあまり疲れ果ててしまうことも多く、心身症やうつ病になる人もいます。

また、他者の考えを受け入れられず、自分と同等の姿勢やこだわりを押し付けがちです。支配的にふるまい、対人関係に摩擦を起こすこともあります。

背景には、厳しく育てられるなどして、強い罪悪感を抱えているということがあります。常に不安を感じているため、自分の行動、姿勢を極端に規制してしまうのです。

また、自身へ強く意識が向いている状態なため、他者からの評価を非常に気にします。人が自分のこだわりを気にしないと、激しい怒りを見せたり、無力感から抑うつ状態になったりすることもあります。逆に、物事に対して過度に懐疑的になり、何事も決められない、というケースも見られます。

## クラスターC群 強迫性パーソナリティ障害の人は…

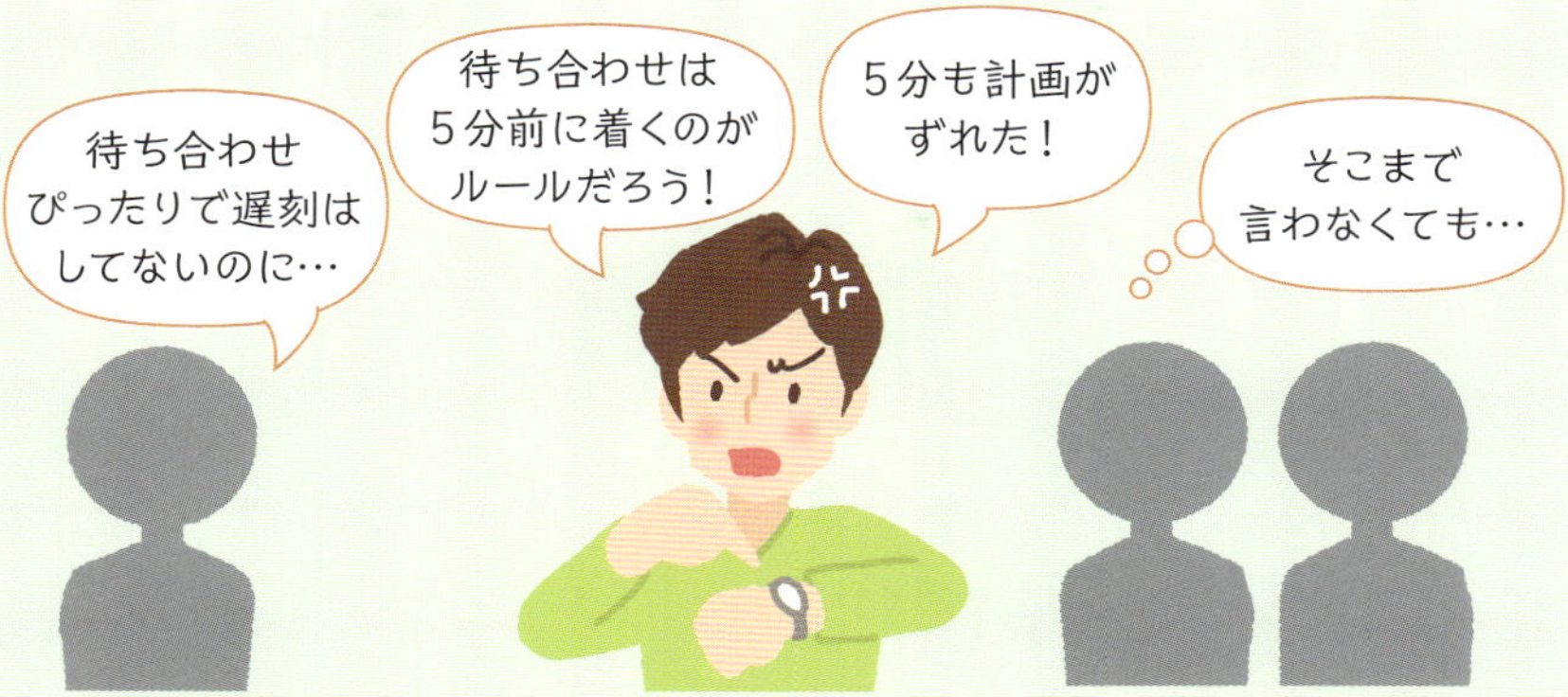
待ち合わせ
ぴったりで遅刻は
してないのに…
待ち合わせは
５分前に着くのが
ルールだろう！
５分も計画が
ずれた！
そこまで
言わなくても…

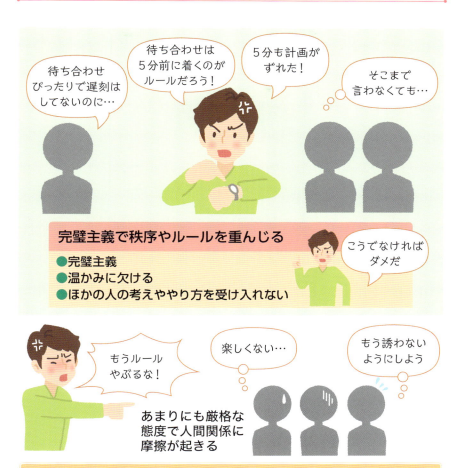

### 完璧主義で秩序やルールを重んじる

- 完璧主義
- 温かみに欠ける
- ほかの人の考えややり方を受け入れない

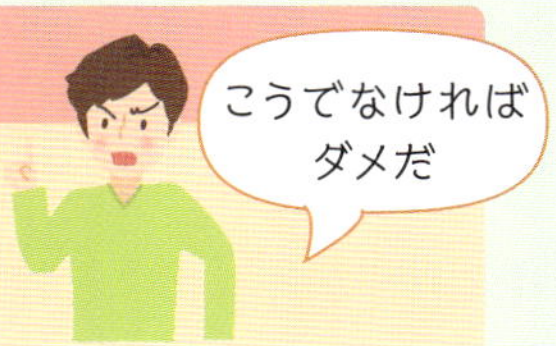
こうでなければ
ダメだ

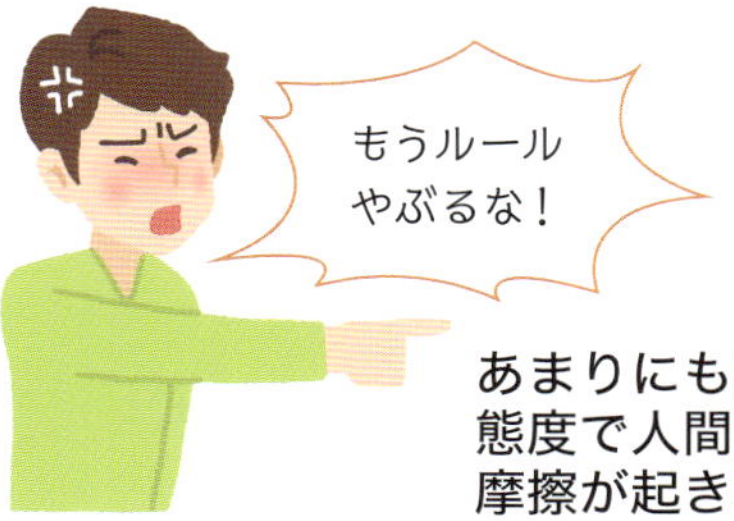
もうルール
やぶるな！

あまりにも厳格な
態度で人間関係に
摩擦が起きる

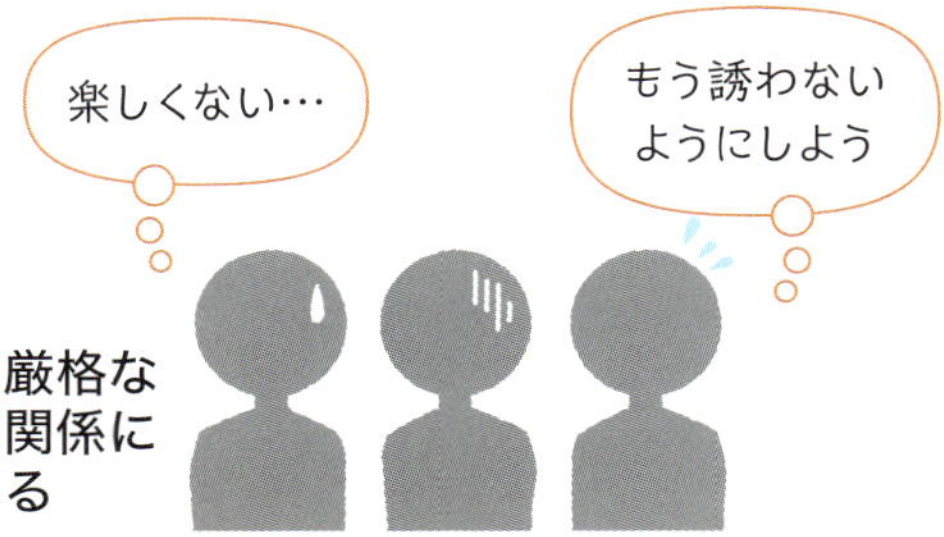
楽しくない…
もう誘わない
ようにしよう

### ルールをやぶられると激しい怒りを見せることも

**有病率は**

**1.9～7.9%**

**男性に多い**

手を何度も洗わずにはいられないなど、合理的に考えれば無駄なことをせずにはいられない「強迫性障害」とは、基本的に別の疾患ですが、合併することもあります。

＊有病率の数字は、「最近の疫学研究におけるDSM-IVパーソナリティ障害の頻度」(Trull et al, 2010) より

## 診断と治療方針、そして周囲のサポート

強迫性パーソナリティ障害の人は、自身のこだわりを否定されることで、強い怒りや不安を覚えます。治療では、患者さんと治療者の信頼関係を大切にして、本人のこだわりを尊重しつつ、こだわりすぎることで生まれる苦痛を和らげるため、考え方に柔軟さを加えられるようになることを目指します。

実は、強迫性パーソナリティ障害の人は、ほかのパーソナリティ障害の患者さんに比べ、社会的に居場所を確保できている人が多いのです。強迫性パーソナリティ障害の人の特徴であるこだわりの強さが、真面目さや仕事に打ち込む姿勢として評価され、周囲の人にも受け入れられているのです。

ただ、仕事を自分で抱え込みすぎたり、臨機応変な行動が取れないことで周囲との摩擦があり、無理を重ねて疲れ果てるなど本人が辛い思いをしているケースもあり、うつ状態や心身症などを発展させることもあります。この場合、自分から症状の改善を望んで受診することがあります。

周囲の人も、強迫性パーソナリティ障害の人のそういった特徴を理解した上で、行動を修正しようとするのではなく、「もう1つの方法」「違った考え方もある」という提案をするなど、強迫性パーソナリティ障害の人に寄り添おうとする姿勢が大切です。

強迫性パーソナリティ障害の人は、感情の表し方が下手で冷たい印象を与えたり、支配的にふるまったりするので、配偶者や家族は大変な思いをしますが、行動の背景を理解してあげながら、しっかり見守るようにしましょう。

また、強迫性パーソナリティ障害の人は何事もほどほどでやめるということができません。頃合いを見て別のタスクを与えるなど、頭を切り替えられるきっかけを与えたり、1つのことに打ち込み過ぎないよう、趣味を増やすようにアドバイスをするのもよいでしょう。

## クラスターC群 強迫性パーソナリティ障害の診断のポイントは

ルールへのこだわりが強く、完璧主義で、柔軟性や適応力が欠如している様子が成人期早期までに始まっているかどうかを評価します。次のうち４つ以上当てはまると診断される可能性があります。

1 規則や順序、予定にとらわれ、本来の目的を見失う。

2 ものごとを行う際に完璧主義で、自分の厳格な基準を満たしていないと気がすまない。

3 損得関係なしに、ものごとにのめり込み、楽しいことや友人関係を犠牲にしても気にしない。

4 文化や信仰によらず、社会的ルールを過度に重要視し、誠実・良心的に守ろうとするが、融通がきかない。

5 思い出や愛着といった所持する理由がない、または価値のない物でも捨てることができない。

6 自分のやり方に従わない他人に仕事を任せない。または一緒に仕事をしようとしない。

7 けちなお金の使い方をする。将来なにがあるかわからないので、お金を貯めておこうと考える。

8 堅苦しさと頑固さがある。

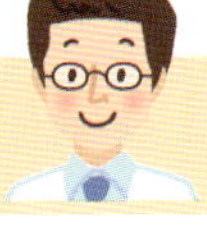

**上記のような項目に当てはまるかどうかや、生育歴、生活環境、病歴、診断時の所見などを総合的に評価して診断を行います。**

# 依存性パーソナリティ障害

## 特徴と背景にあるものは

自分で自分のことが決められず、常に他の人に依存していないと不安になってしまうのが、依存性パーソナリティ障害の特徴です。

依存のタイプは大きく2つあります。

1つは「幼児型」などと呼ばれるもので、自立心や生活力が乏しく、すべてを誰かの判断に任せて指示に従おうとします。依存する相手（依存対象）は、親や配偶者、恋人、友人などです。

なかには進学先や就職先などはもちろん、着るものや食べるものまで自分では決められず、依存対象の判断を仰ぐケースすらあります。

昔の日本文化のなかでは、このタイプの人は珍しくなかったかもしれません。

もう1つが、「服従型」「献身型」と呼ばれ、自分を犠牲にしてまで、依存対象に尽くすタイプです。

自立できる経済力も生活力もあるのに、DVやアルコール依存、反社会性パーソナリティ障害、自己愛性パーソナリティ障害のある夫や恋人、子どもに尽くすことがあります。新興宗教やカルト宗教の熱心な信者になるケースもあり、多額の献金をしてしまいます。

どちらのタイプでも背景にあるのは、自立心の乏しさです。支えてくれる人がいないと、無力感や孤独感に耐えられないため、常に誰かにとっての「よい子」「いい人」としてふるまおうとしているのです。

成長過程で、親が自立を妨げるような言動をしていたり、過保護であったため、自分に自信が持てないでいるためです。また、その人に病気などの事情があり自立を促しにくく、依存関係が長引くというケースも多くあります。

## クラスターC群　依存性パーソナリティ障害の人は…

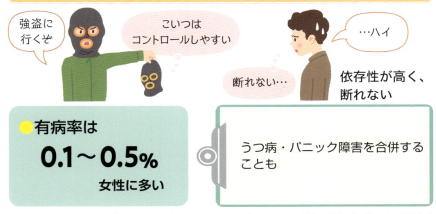

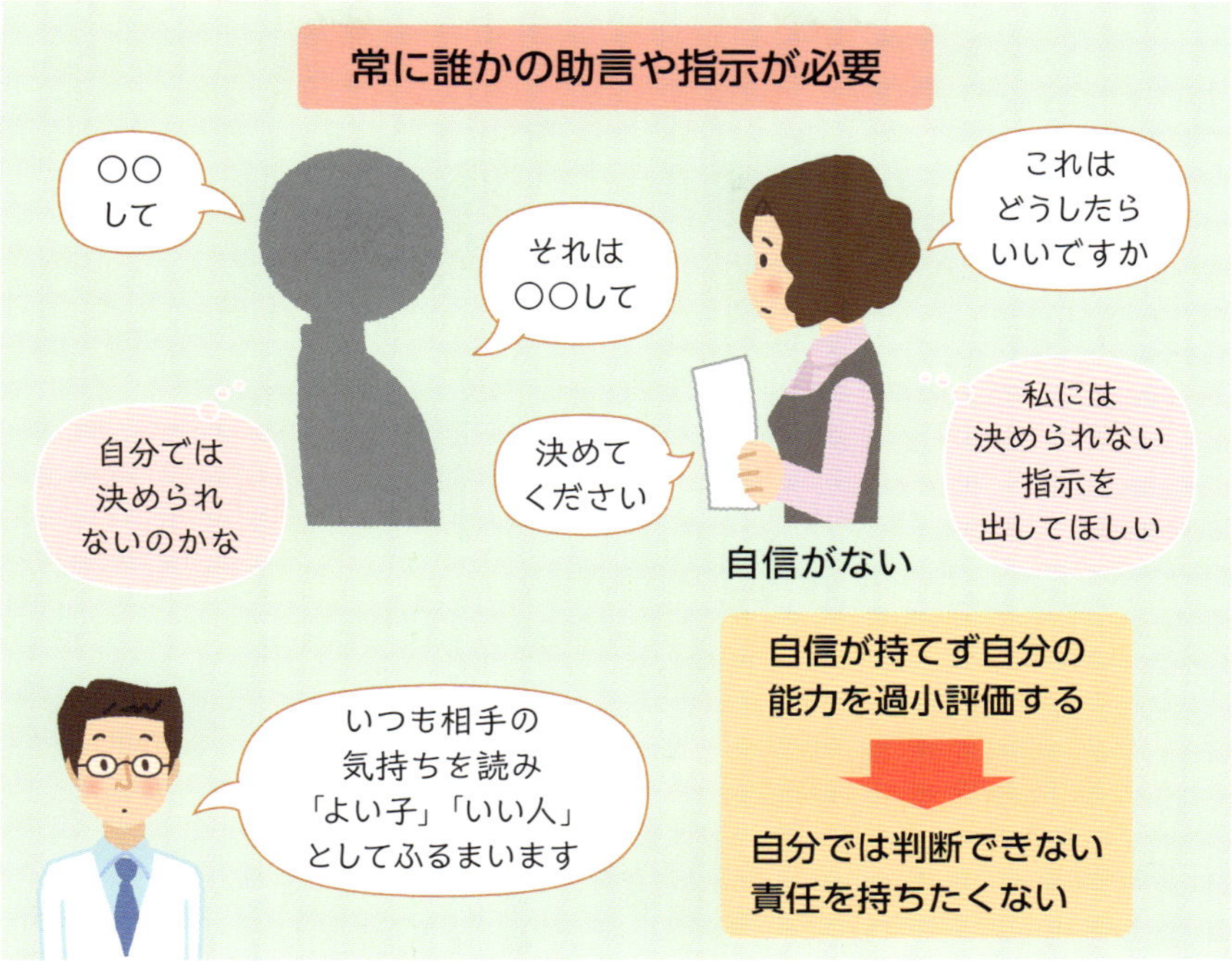
常に誰かの助言や指示が必要
○○
して
それは
○○して
これは
どうしたら
いいですか
自分では
決められ
ないのかな
決めて
ください
私には
決められない
指示を
出してほしい
自信がない
いつも相手の
気持ちを読み
「よい子」「いい人」
としてふるまいます
自信が持てず自分の
能力を過小評価する
自分では判断できない
責任を持ちたくない

### DV被害者・犯罪の共犯者になることも

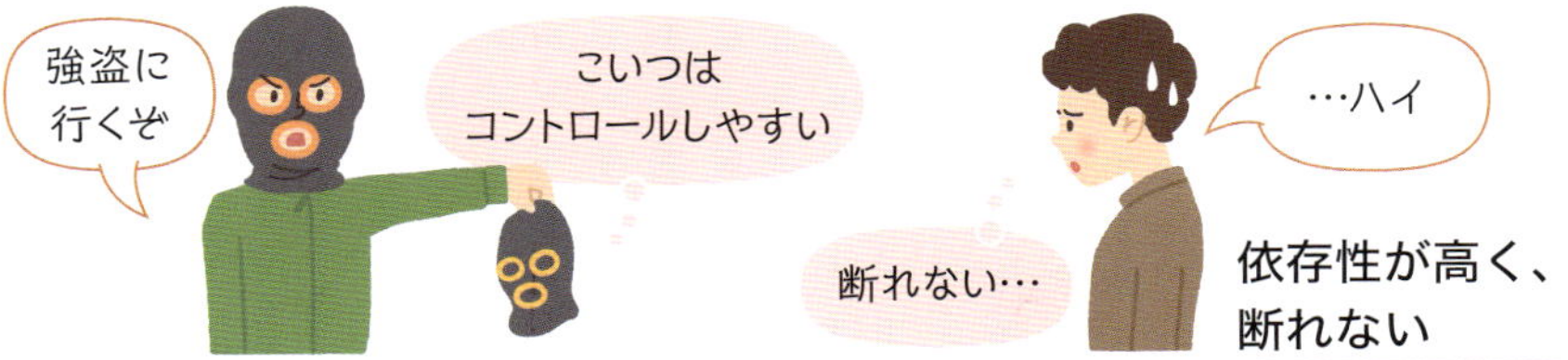
強盗に
行くぞ
こいつは
コントロールしやすい
…ハイ
断れない…
依存性が高く、
断れない

**有病率は**

**0.1～0.5%**

**女性に多い**

うつ病・パニック障害を合併することも

＊有病率の数字は、「最近の疫学研究における DSM-IV パーソナリティ障害の頻度」(Trull et al, 2010) より

## 診断と治療方針、そして周囲のサポート

依存性パーソナリティ障害の治療で大切なのは、本人が自分の本音や意思を大切にすることを身につけていくことです。

依存性パーソナリティ障害の人に、自分の意見を言わず受け身な態度が目立つのは、実は自分自身の行動に責任を取ろうとしていないためです。何が正しく、何を選択すべきかを決めることが重い負担となるのです。

他者からは献身的に見える行動の裏には、自分で判断することを負担に感じ、依存対象に「よい子」「いい人」と評価されることを選択した判断があります。この判断のパターンは別の意味（たとえば、我慢を続けなければならないこと）で負担になります。その負担から、やがてうつ病や不安障害、アルコールや薬物の依存へと進んでしまう人もいます。

まずは、小さなことからでも、1つずつ自分で決める経験を重ねていきます。

周囲の人は、依存性パーソナリティ障害の人の意思や主張を引き出してそれを尊重するようにします。たとえ、その選択肢がベストでないとしても、そこから学ぶことが依存性パーソナリティ障害の人にとっては必要なことだと理解し、見守ります。

依存性パーソナリティ障害の人が悩んでいるときは、何がよいと思うのかアドバイスするのではなく、何を選ぶのか自分で決めることを促します。

また、依存性パーソナリティ障害からの回復の過程で怒りを爆発させることがあります。それまで相手に合わせて我慢し、心の底に溜め込んでいた思いを自覚することで、苛立ちや憎しみが噴出してくるのだと考えられます。

多くの依存性パーソナリティ障害で、この特徴的な行動の後に本音が言えるようになるので、そこから対等で健全な人間関係が結べるようになると考えましょう。

## クラスターC群　依存性パーソナリティ障害の診断のポイントは

他人への依存心が強く、孤独に耐えられず、人に従い離れようとしないふるまい、これらが成人期早期までに始まっているかどうかを評価します。次のうち５つ以上当てはまると診断される可能性があります。

1. 日常のことでも、ほかの人たちからの助言と保証がなければ決められない。
2. 生活で必要なことのほとんどを他人に支えてもらおうとする。
3. 自分に味方してもらえなくなることを恐れ、人に対して反対意見を言えない。
4. 判断力がなく、自分自身の考えでものごとを始めたり、行うことができない。
5. 他人からの世話や支えを得るためには、不快なことまで自分から進んでしてしまう。
6. 自分ではなにもできないと思い込み、１人になると不安や無力感を感じる。
7. 支えてくれていた人との関係が終わったときに、すぐに支えて入れる別の人を必死で求める。
8. 自分が１人残されてしまったらどうしよう、という恐怖を持ち続けている。

上記のような項目に多く当てはまるかどうかや、生育歴、生活環境、病歴、診断時の所見などを総合的に評価して診断を行います。

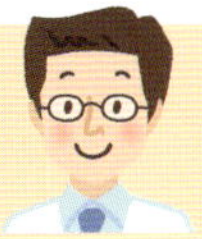

# 回避性パーソナリティ障害

## 特徴と背景にあるものは

失敗することや、他人の評価や批判を恐れるあまり、社会への参加を避けてしまうのが、回避性パーソナリティ障害の特徴です。

極端に自信がないため、何かにつけて「失敗したらどうしよう」「どうせ、できっこない」と考え、チャレンジすることなくチャンスを逃してしまうのです。充分な根拠なく、自分の行動が否定されることを恐れたり、ほかの人のささいな言動から傷ついたりします。

人間関係でも、苦手意識や不安が先立ちます。人といるときに「拒絶されたらどうしよう」「嫌われているのではないか」という不安感や緊張感が強く、消極的になってしまいます。恋愛関係や性的関係を持つことにも積極的になれず、好意をもって近寄ってくる人に対しても、避けるような態度を取ってしまいます。

多くは、幼児期か小児期の内気な気質から始まり、青年期、成人期早期に発症します。

回避性パーソナリティ障害の背景には、成長過程で強く否定された経験があると考えられています。遺伝的に不安や緊張を感じやすく消極的な性質の人もいますが、活発だった人でも発症することがあります。親の期待を背負って成長したにもかかわらず、挫折したり、子ども時代に親や教師などから強く叱責されたり、いじめを受けるなど、対人不安を強める体験をしていることが多いのです。

回避性パーソナリティ障害の人は、決して社会に参加したくないわけではなく、人間関係を築きたい気持ちもあります。しかし、傷つくことを恐れるあまり、社会的課題から逃げてしまっているのです。

## クラスターC群 回避性パーソナリティ障害の人は…

遊びの誘い
笑われる
失敗する
仕事のチャンス
好意
私のことを知ったら嫌うに違いない

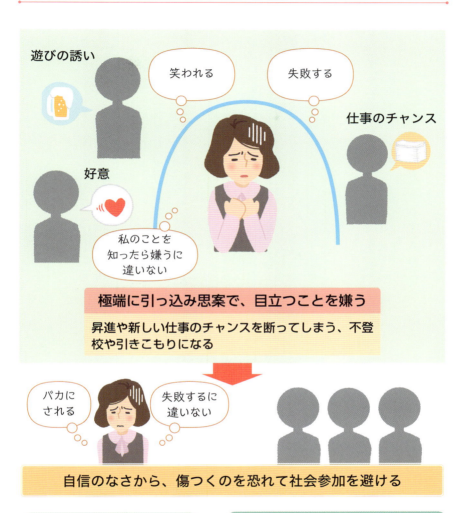

**極端に引っ込み思案で、目立つことを嫌う**

昇進や新しい仕事のチャンスを断ってしまう、不登校や引きこもりになる

バカにされる
失敗するに違いない

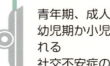

**自信のなさから、傷つくのを恐れて社会参加を避ける**

**有病率は**

**0.8～2.4%**

**青年期、成人期早期に発症**

青年期、成人期早期に発症
幼児期か小児期に内気さが見られる
社交不安症の合併が多い

＊有病率の数字は、「最近の疫学研究における DSM-IV パーソナリティ障害の頻度」(Trull et al, 2010) より

## 診断と治療方針、そして周囲のサポート

回避性パーソナリティ障害の治療では、本人の意思を尊重し、自らの意思で対人関係の問題に立ち向かっていけるようになることを目指します。

日本文化には、控えめにふるまうことがよいとされ、恥を強く意識する特徴がありますが、それは回避性パーソナリティの人の性質と重なっています。この性質は日本の社会では受け入れられやすいので、比較的困難を感じずに生活できる人もいます。この場合、治療の必要はありません。

しかし、症状が強くなって引きこもりになったり、極端に無気力な状態になったりすると問題です。

また、うまく生活しているように見えても、無理をしているために、ストレスに耐え切れず、抑うつ状態や社交不安障害を発症してしまう人もいます。

回避性パーソナリティ障害の人は、小さなことでも、やりたいことを実行することが、はじめの1歩となります。思い切って実行して、それが成功すれば、自信へとつながります。

その際に、たとえば対人関係で極度の不安や緊張を抱えているならば、コミュニケーションの方法などのトレーニングをすることも有用です。

ゆがんだ自己像に気づく必要も大切です。

回避性パーソナリティ障害の人は、理想的な自己像とそうはなれない自分とのギャップに引け目や恥を感じ、自分の意思を表に出せないでいるからです。つまり、回避性パーソナリティ障害の人の「自分はダメだ」という思いは、高すぎる理想像から生まれているとも言えます。等身大の自分を受け入れ、自信を持てるようにすることが必要なのです。また、他人の評価への恐れや敏感さが、客観的なものではないことに気づくことも大切です。

なお、回避性パーソナリティ障害は、成人期になると軽減する傾向があり、加齢とともによくなっていくケースも多くあります。

## クラスターC群 回避性パーソナリティ障害の診断のポイントは

非難されたり、失敗したり、否定的な評価をされることを極度に心配する状態が成人期早期までに始まっているかどうかを評価します。次のうち4つ以上当てはまると診断される可能性があります。

1 批判や非難、拒絶を怖がり、人に対してきちんと応対しなければならないような仕事や立場を避けようとする。

2 好かれているという確信がなければ、人と関係を持てない。

3 恥や嘲笑を恐れるために、人と会う機会を避けようとする。

4 社会的な状況では、批判される、または拒絶されることに心がとらわれている。

5 自分に対して自信が持てず、新しい対人関係を持とうとしない。

6 自分は、社会的に不適切である、長所がない、他の人より劣っている、と思っている。

7 恥をかくことを恐れ、挑戦したり、何か新しいことに取り組むことを避け、異常なほど引っ込み思案である。

**上記のような項目に多く当てはまるかどうかや、生育歴、生活環境、病歴、診断時の所見などを総合的に評価して診断を行います。**

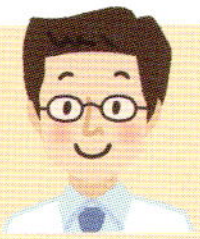

# その他のパーソナリティ障害

## 他の病気によるパーソナリティ変化やタイプ特定が困難なもの

これまで紹介してきたタイプのほかに、DSM－5分類の全般基準（29頁参照）を満たしているのに、これらの10種類には、うまく当てはまらないパーソナリティ障害もあります。

その1つが、「受動攻撃性パーソナリティ障害」です。受動攻撃性パーソナリティ障害の人は、通常、怒りを爆発させたり、拒絶したりすることはありません。代わりに、極端にゆっくり行動したり、するべきことを忘れたりします。

つまり、抗議したい対象に直接言葉や行動で攻撃はしないのですが、*婉曲《えんきょく》的な方法で従いたくないという意思を示すのです。しかし、いよいよ追いつめられると激しく怒りや敵意を表出することがあります。

また、パーソナリティ障害以外にも、パーソナリティの変化を起こす病気があります。

アルコールや薬物の依存症である物質使用障害もその一つです。

物質使用障害の患者さんには、アルコールや薬物への衝動にかられたり、自分の症状を否認したりする行動によって、周囲の人から「意思が弱い」「無責任」な性格に変わったと受け止められることがあります。

ほかにも、思考や情動に障害の起きる統合失調症、妄想に捉われてしまう妄想性障害、著しい気分の落ち込みが持続する抑うつ障害などで、パーソナリティの変化を生じることがあります。こうした病気では症状がなかったときと症状があらわれているときでは人柄が変わったように見えます。

**用語解説** 婉曲的　伝えたいことを直接表現するのではなく、遠回しな表現や行動で示すさま。物事の解決には役立たず、むしろ新たな問題を作り出すことも多い。

## パーソナリティ障害はきれいに分類できない…

DSM-5でパーソナリティ障害に該当するのに、
10種類の分類によく当てはまらないものもある。

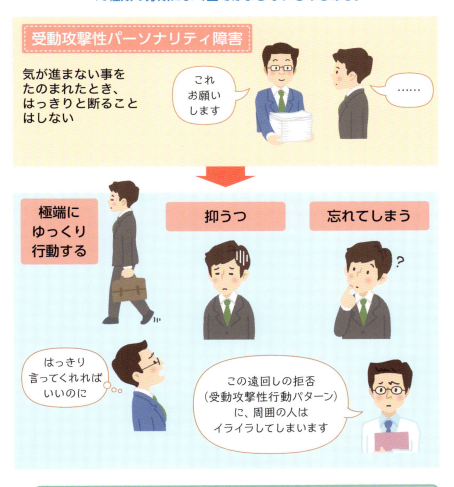

### 受動攻撃性パーソナリティ障害

気が進まない事をたのまれたとき、はっきりと断ることはしない

**ほかの病気のためにパーソナリティが変わることも**

物質使用障害（アルコール依存や薬物依存）や、統合失調症、妄想性障害、抑うつ障害などで、人柄が変わったように見えることがある

column

# アルコールや薬物の依存は治療の妨げになる

パーソナリティ障害の人は、アルコール依存や薬物依存を合併することが少なくありません。

パーソナリティ障害の人は、傷つくことに非常に敏感で、ストレスに弱いので、その苦痛から逃れようとお酒や薬物に手を出してしまうことがあるためです。

精神科・心療内科での治療では、パーソナリティ障害に由来する苦痛を、認知や行動のパターンを変えることによって減らすことを目指します。しかし、アルコール依存や薬物依存があると、その治療の試みがより困難になってしまいます。

アルコール依存も薬物依存も、ともに過度に依存物質を求めてしまい「コントロール」が効かなくなる障害です。はじめは心理的に頼ろうとするだけだったとしても、「渇望」が生じて、やがて身体的にも依存し、何が何でもアルコールや薬物が欲しくなります。もちろん身体の健康にも悪い影響が生じます。

進行すると、暴言・暴力、徘徊・行方不明、妄想などの症状があらわれたり、家族的・社会的問題を引き起こしたりして、パーソナリティ障害をさらに悪化させることになってしまいます。

パーソナリティ障害の人が、アルコールや薬物に興味を示すようなら、早い段階で対応する必要があります。

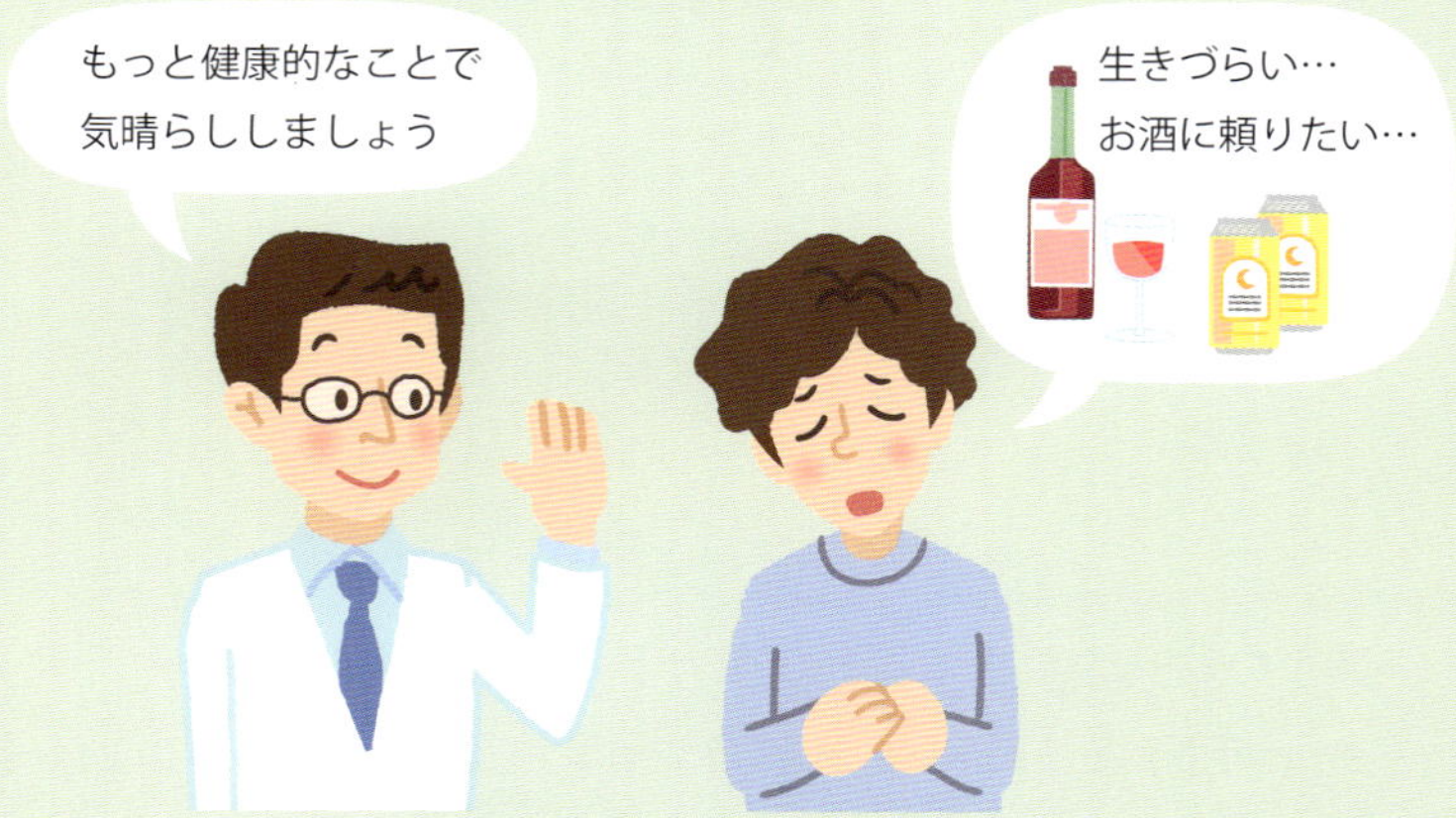
もっと健康的なことで気晴らししましょう
生きづらい…お酒に頼りたい…

第3章

# パーソナリティ障害の治療法～本人の心構えと医療機関での治療

パーソナリティ障害の治療は、どのように進められるのか。治療に欠かせない本人の心構え、治療法の種類などを説明します。

# 回復のための心構え

## 本人が治す意思を持つことから

治療の最初のハードルは、患者さん本人が治す意思を持つことができるかどうかです。患者さんは、パーソナリティの著しい偏りのために、社会のなかでさまざまな困難に持続的に直面します。しかし、はじめはたいてい自分がパーソナリティ障害だという自覚はありません。苦しみの原因は、周囲の人や環境にあると考えています。

病院を訪れる患者さんも、うつ病などの合併症の症状や、自傷行為やアルコールや薬物の依存などの問題行動への悩みから受診するのです。そこで初めてパーソナリティの偏りを指摘されることも珍しくありません。

しかし、患者さん本人の意思なしには治療は進みません。まず、必要なのは、患者さん自身が自分のパーソナリティの偏りを自覚することです。

症状や問題行動に対して、最も大きな影響力を発揮できるのは、患者さん自身だからです。

苦しみや問題行動は、そこから抜け出すためにどうするべきかを考えるきっかけともなります。生きづらさや苦しみから抜け出したいという気持ちを病院に行くモチベーションとするのです。

家族や周囲の人は、患者さんに助けの手を差し伸べるだけではなく、病院へ行けるよう促すこともお願いしたいと思います。

病院でまず行うのは、治療目標を立てることです。このとき大切なのは、医師とよく話し合い、患者さん自身が納得して目標を決めることです。具体的な目標を立てることで、どんな治療をするか、どんな治療効果が期待できるかがわかりやすくなります。

## まず、本人が「障害を克服する」という強い意思を持つことから

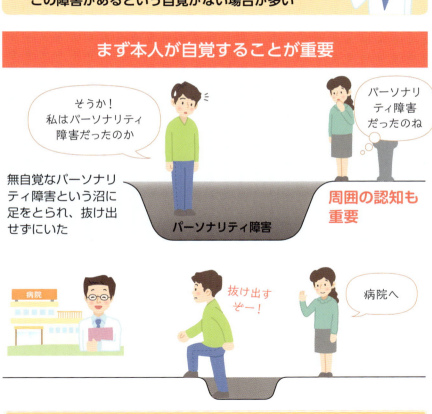

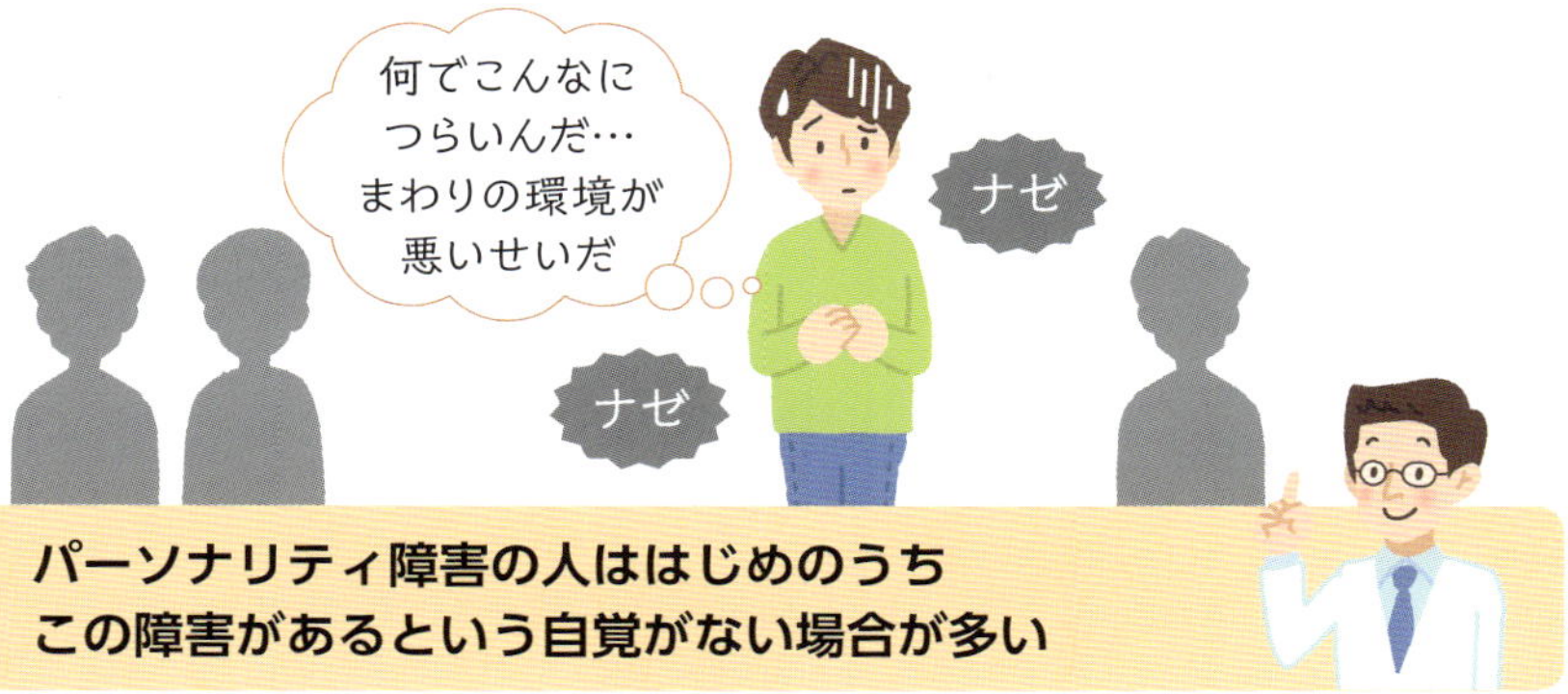
何でこんなに
つらいんだ…
まわりの環境が
悪いせいだ
ナゼ
ナゼ

**パーソナリティ障害の人ははじめのうち
この障害があるという自覚がない場合が多い**

**まず本人が自覚することが重要**

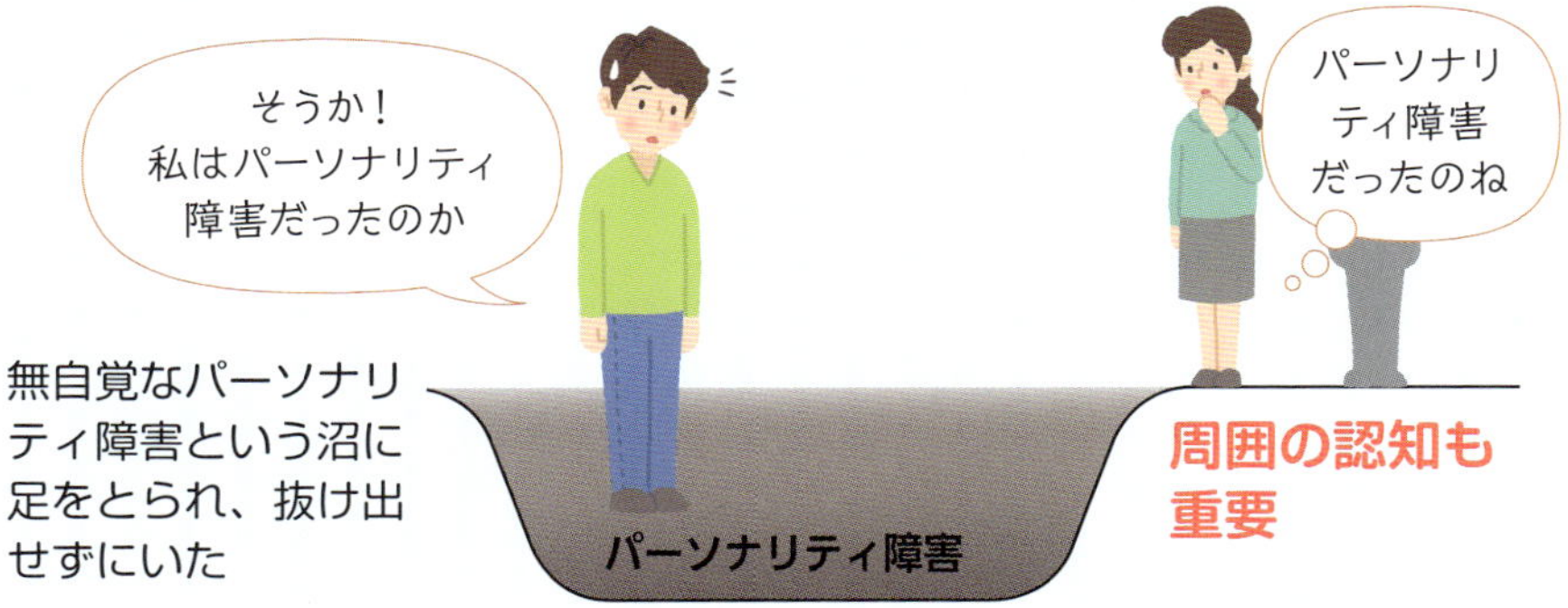
そうか！
私はパーソナリティ
障害だったのか
パーソナリ
ティ障害
だったのね
無自覚なパーソナリティ障害という沼に足をとられ、抜け出せずにいた
パーソナリティ障害
周囲の認知も重要

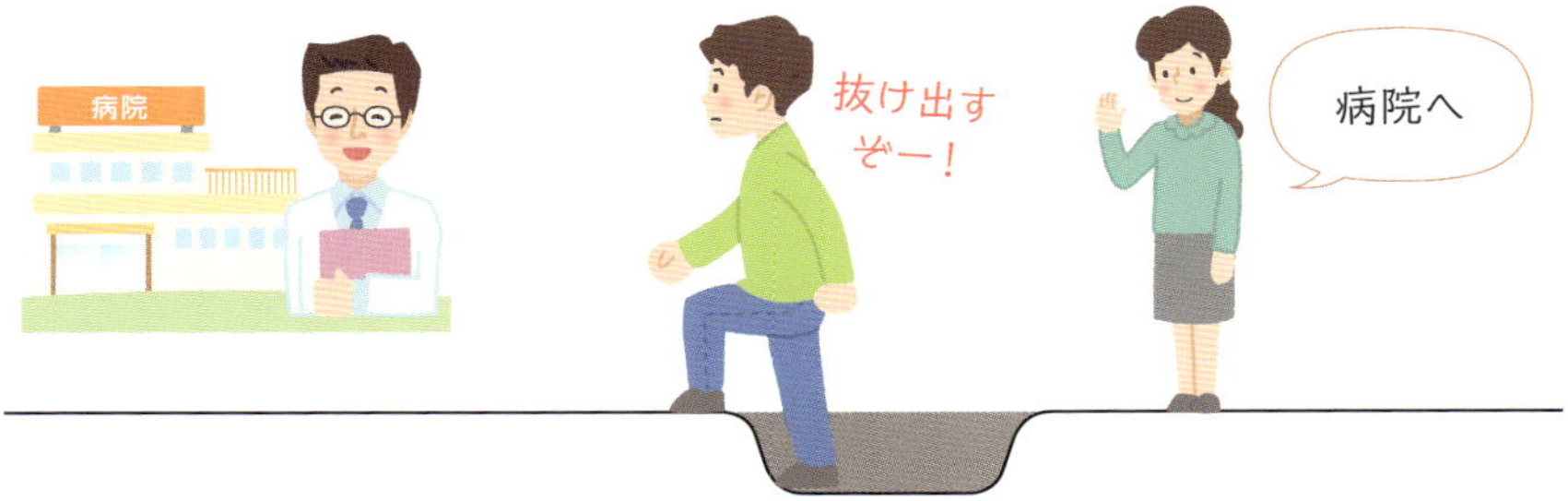
病院
抜け出す
ぞー！
病院へ

**本人が、生きづらさや苦しみから抜け出したいと思うことが大切**

## パーソナリティ障害の原因を家族や他人だけのせいにしない

病院を訪れる患者さんは、パーソナリティ障害、つまり自分の苦しみやつらさの原因となるものを改善したいと、本気で願っていることでしょう。

しかし、ただ「治して欲しい」と考えているだけでは治療はなかなか前に進みません。パーソナリティ障害の患者さんは、自分の苦しみやつらさを医師に解決してもらえるものと期待します。

また、自分のパーソナリティ障害の原因を家族や他人に求め、その人たちを責めることがあります。

確かに、パーソナリティ障害の診断では、医師が病態を探るために、生育環境や家族関係などを把握しようとします。また、これまで紹介してきたように、パーソナリティ障害の発症には、生育環境や人間関係以外に社会状況なども関わっていることがあります。

しかし、患者さんが原因探しをすることは、必ずしも治療に役立つわけではありません。むしろ、答えの出ない問いにとらわれることで、自分の問題と向き合うことを避けてしまい、回復を遅らせかねません。

パーソナリティ障害を治すためには、自分自身が問題と向き合っていく必要があります。

患者さんに必要なのは、現在自分が直面している問題にどう対応していくかです。そのために、自分の社会への向き合い方や問題に対応する方法を考えていくのです。パーソナリティ障害の治療において、医師は患者さんの回復を助ける役割を担います。

パーソナリティ障害の治療では、患者さん本人が「治そう」と思うことが重要なのです。

治したいという気持ちが強ければ強いほど、そしてその気持ちを持続させられるほど、回復への道を進むことができるのです。

## 自分の苦しみやつらさにとらわれていると

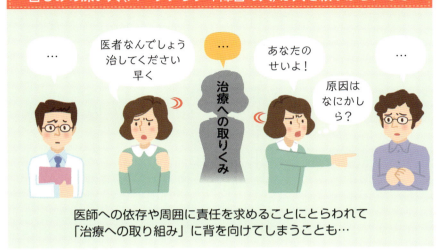

### 苦しみの深い人（パーソナリティ障害の人）は人を頼りがちになる

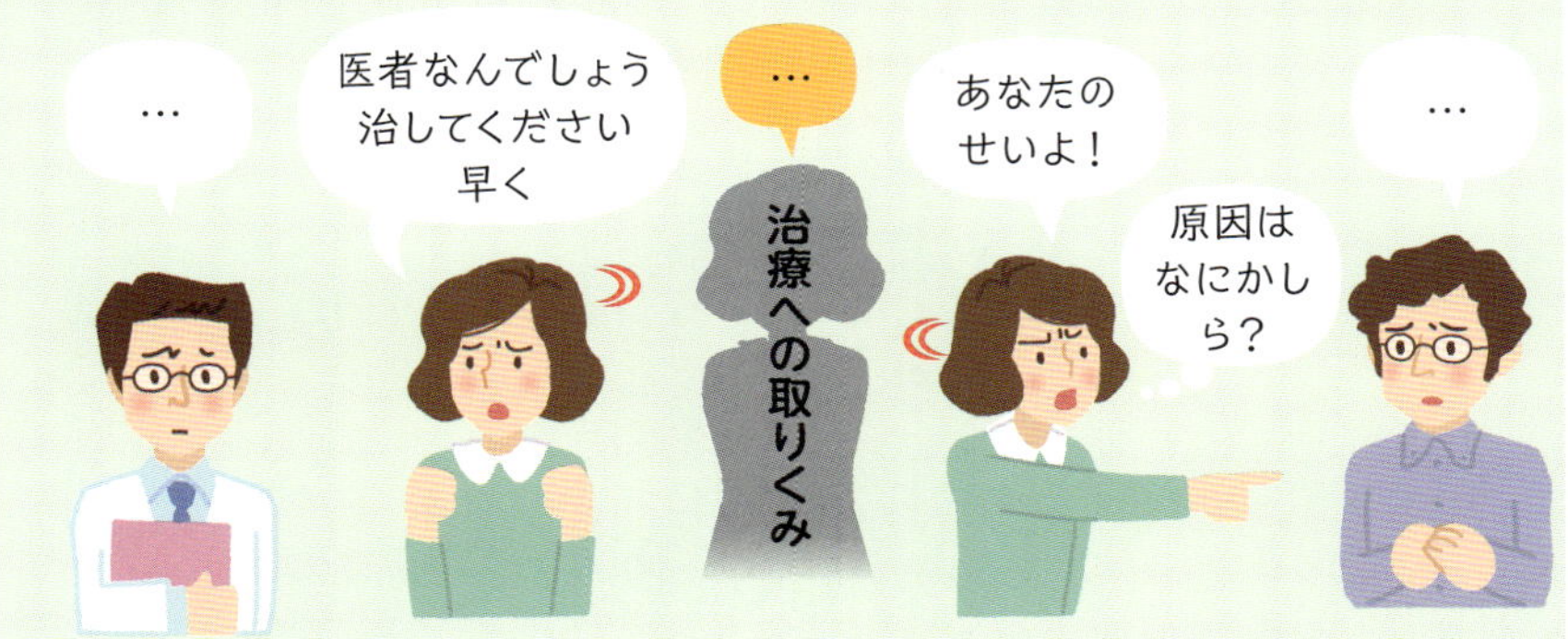
…
医者なんでしょう
治してください
早く
…
治療への取りくみ
あなたの
せいよ！
原因は
なにかし
ら？
…

医師への依存や周囲に責任を求めることにとらわれて
「治療への取り組み」に背を向けてしまうことも…

### パーソナリティ障害は自分の問題でもある！

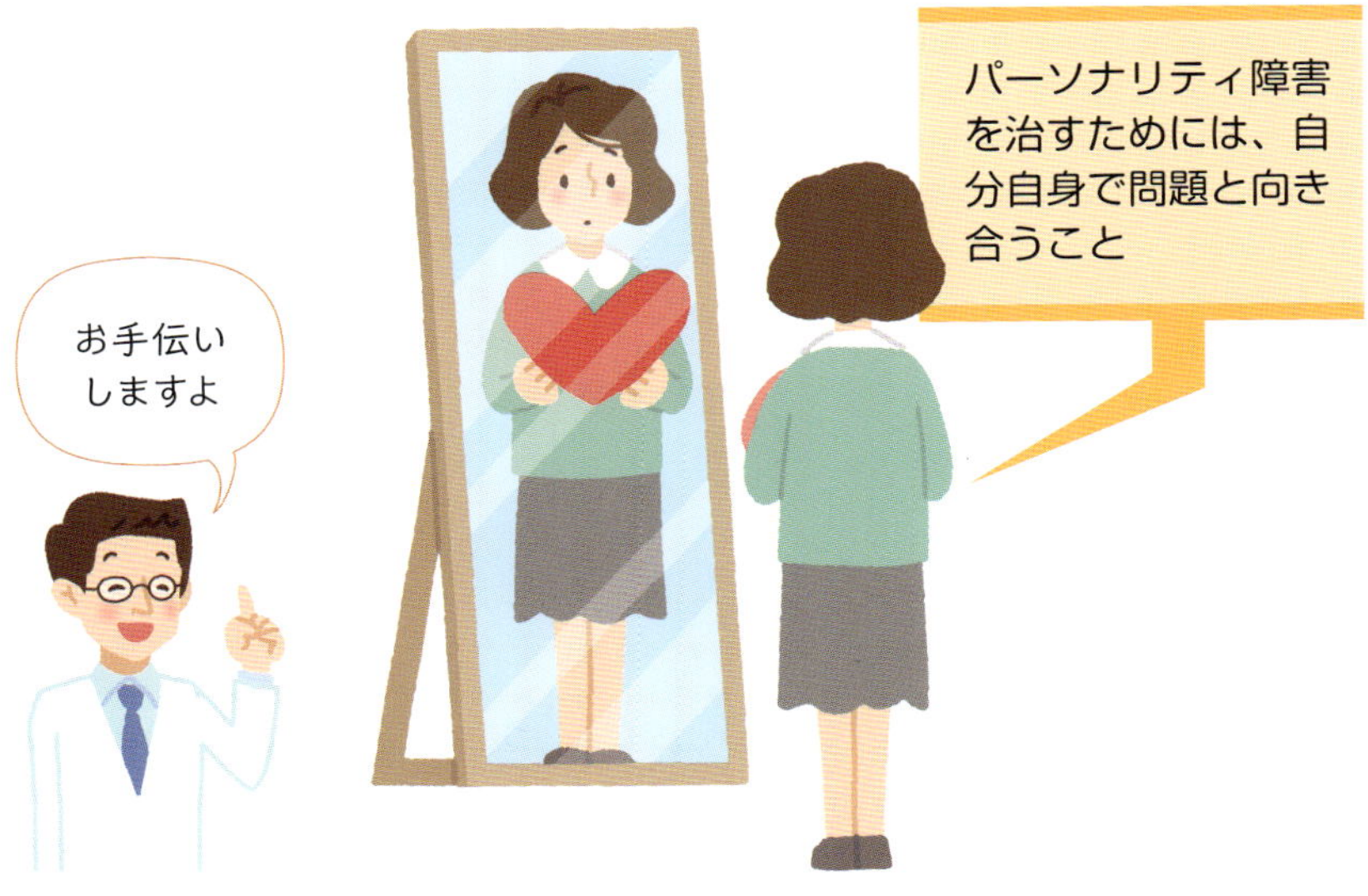
パーソナリティ障害
を治すためには、自
分自身で問題と向き
合うこと
お手伝い
しますよ

## 回復には時間をかけて

パーソナリティ障害は、治療をスタートしたからといって、いつもスムーズに症状が改善していくものではありません。

パーソナリティとは、生まれてから長い間かけてつくられてきたものなので、パーソナリティの偏りも、生育環境や生まれもっての気質が絡みあいながらつくられていきます。何かのきっかけで、パーソナリティ障害の症状としてあらわれ始めたとしても、その背景はとても複雑なものなのです。

そもそもパーソナリティ障害は、診断にも時間がかかるケースがほとんどです。初診ではっきり病名がわかることはまれで、他の病気である可能性を排除しながら、時間をおいて何回か面接を重ねた上で、はじめて診断がつくのです。

しかし、パーソナリティ障害は、治すことのできる障害です。

ゆっくりではありますが、適切な治療を行っていけば回復し、少しずつ周囲の人や家族と適切な関係をむすぶことができるようになります。トラブルも減り、生きづらさも改善します。また苦手な場面への対処も上手になります。

治療の効果がないように感じたとしても、決して諦めてはいけません。変化がゆるやかなのだと考え、根気よく取り組むことです。

家族など周囲の人も、同様です。

昨日と今日、先週と今週を比べて変化があるような、劇的な回復はしません。回復までに、何年もかかることも珍しくありません。治療を受けていても、一時的な悪化が見られることもあります。

しかし、パーソナリティ障害は、症状を改善することができ、患者さんもいずれ社会に適応できるようになることができる精神障害です。家族など周囲の人々は、長い目で見守り支えてあげてください。

次項からは、治療法を詳しく紹介しましょう。

## 時間はかかるが、少しずつ症状は改善していく

生まれてからこれまで長い時間をかけて
積み上げてきたパーソナリティの特徴

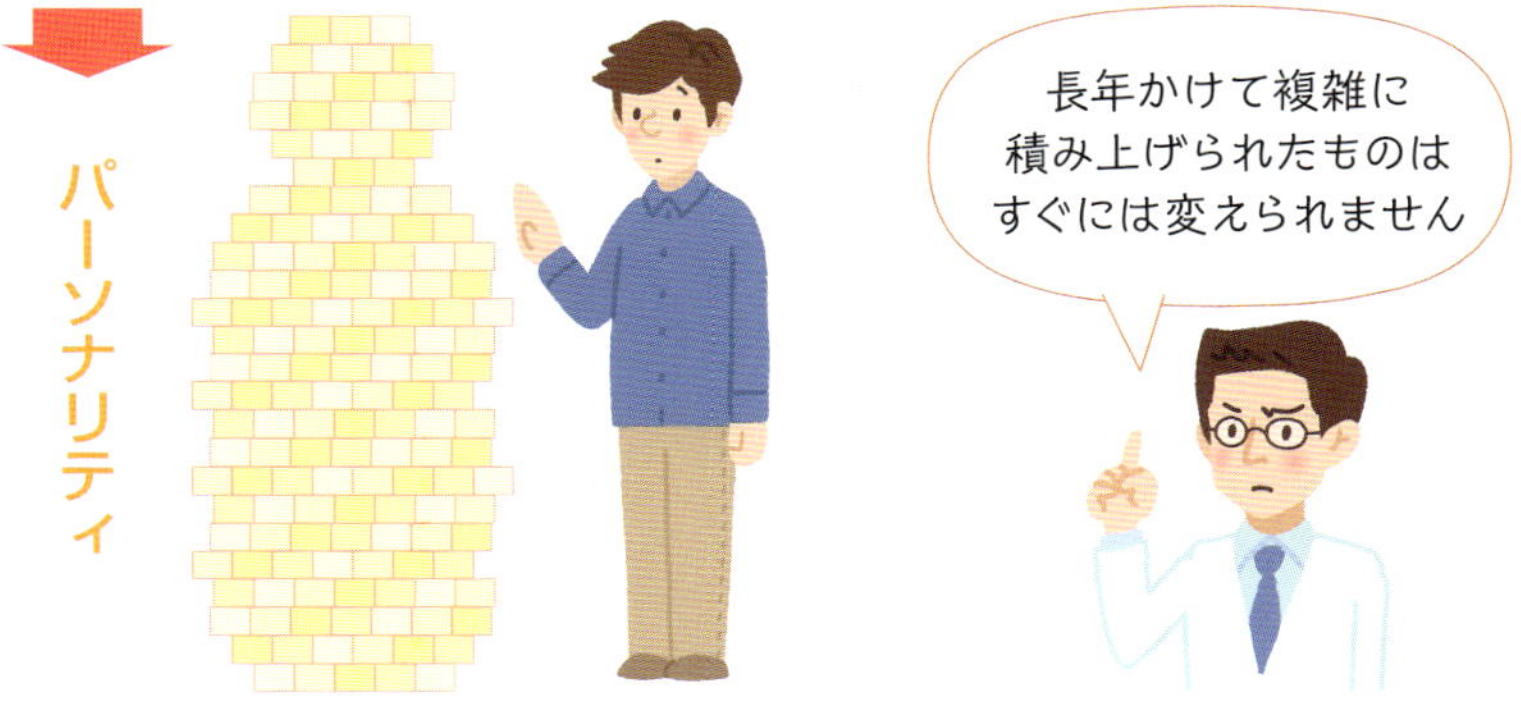
パーソナリティ
長年かけて複雑に
積み上げられたものは
すぐには変えられません

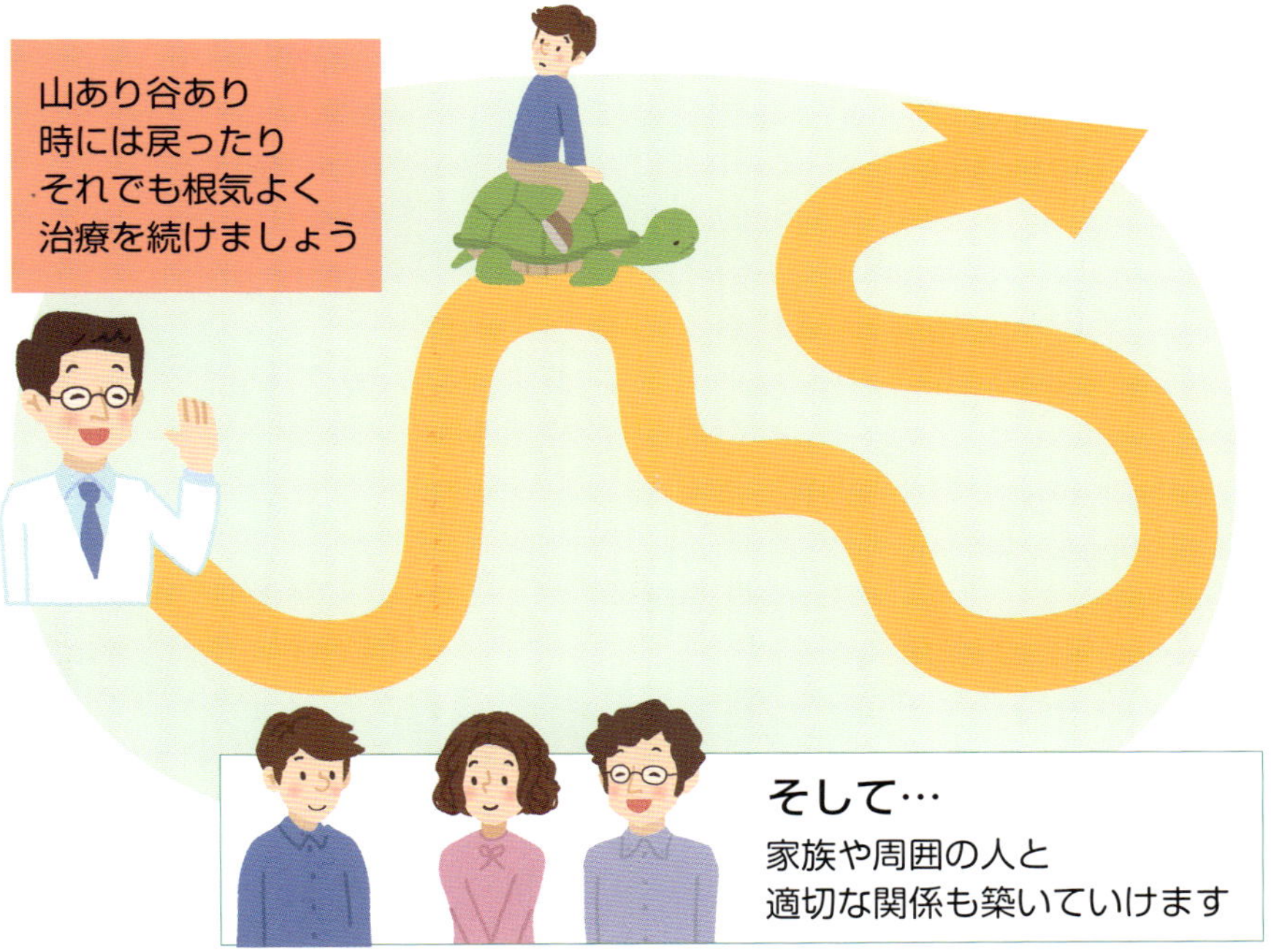
山あり谷あり
時には戻ったり
それでも根気よく
治療を続けましょう
そして…
家族や周囲の人と
適切な関係も築いていけます

**パーソナリティ障害は、治療で改善することができる障害です**

# パーソナリティ障害の治療の特徴

## 複数の治療法を組み合わせる

パーソナリティ障害の治療では、複数の治療法を組み合わせて使うことが一般的です。

すべてのひとに効果的な治療法はありません。同じタイプのパーソナリティ障害と診断される2人の患者さんがいても、治療法は同じではないのです。

パーソナリティ障害を発症する背景となった気質や生育環境、経験はさまざまです。また、多くの患者さんは根本となるパーソナリティ障害に加え、ほかのパーソナリティ障害や精神疾患を合併していますす。つまり、心の混乱の仕方は、人それぞれ異なるので、それを解きほぐしていく治療もその人に合ったものが必要なのです。

パーソナリティ障害の治療は、大きく薬物療法*と精神療法に分けられます。

薬物療法は、薬を使って、強い不安やイライラ、憂うつなどの症状を和らげ、気持ちを安定させます。ただし、薬物療法はパーソナリティ障害そのものを改善させるわけではありません。精神症状が生活の質を落としていたり、治療の妨げになる場合に、一時的にその問題を緩和するのです。

持続的な変化が期待できる治療は、精神療法になります。パーソナリティ障害で使われる精神療法は、心理面から働きかけて認知や行動パターンの偏りを正す「個人精神療法」、集団で行う「集団精神療法」、患者さんと家族の関係性を捉え直すことで改善していく「家族療法」などがあります。これらは効果が明らかになるのに時間がかかることがあります。

患者さんや家族に危険があると判断されるときは、緊急に入院治療を行わなければならない場合もあります。

用語解説 **薬物療法と精神療法**　精神障害の治療には、薬を用いる薬物療法と、治療者が対話などを通じて患者さんに心理的に働きかける精神療法がある。

## 治療はオーダーメイド

パーソナリティ障害が発症した背景は様々

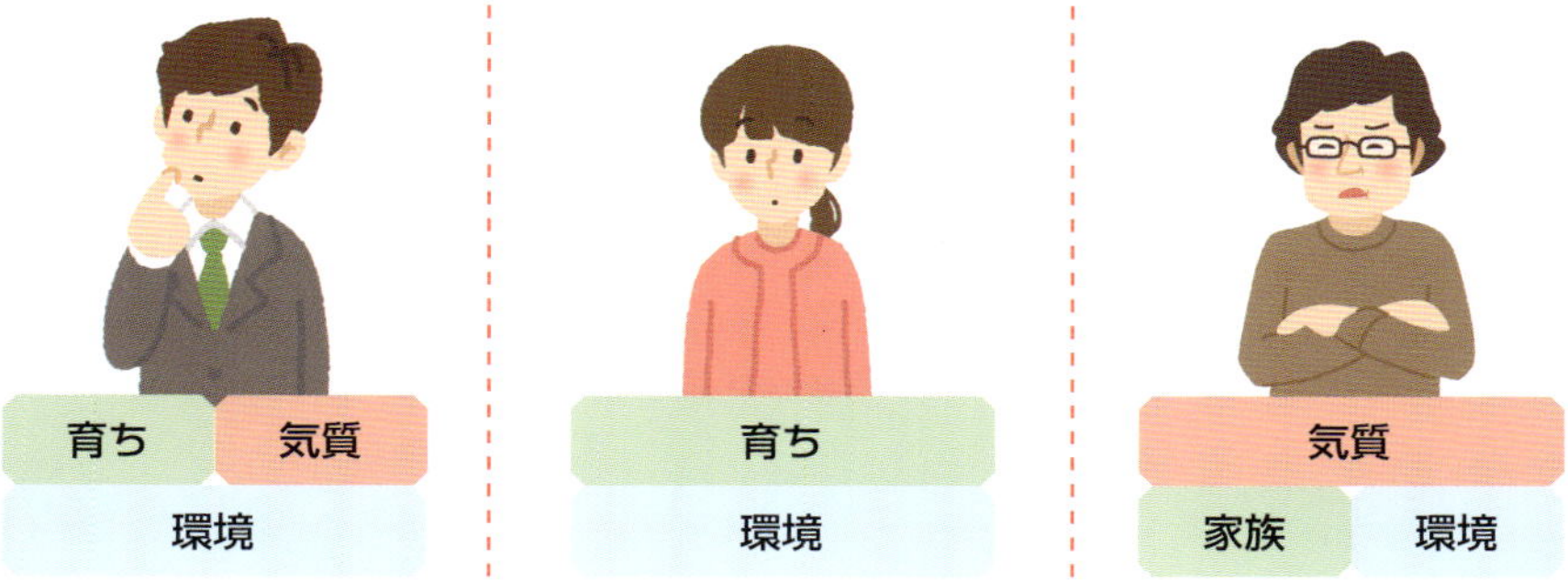
育ち
気質
環境
育ち
環境
気質
家族
環境

**それぞれに合う治療法を行う必要がある**

**患者さんの症状に合わせた複数の治療**

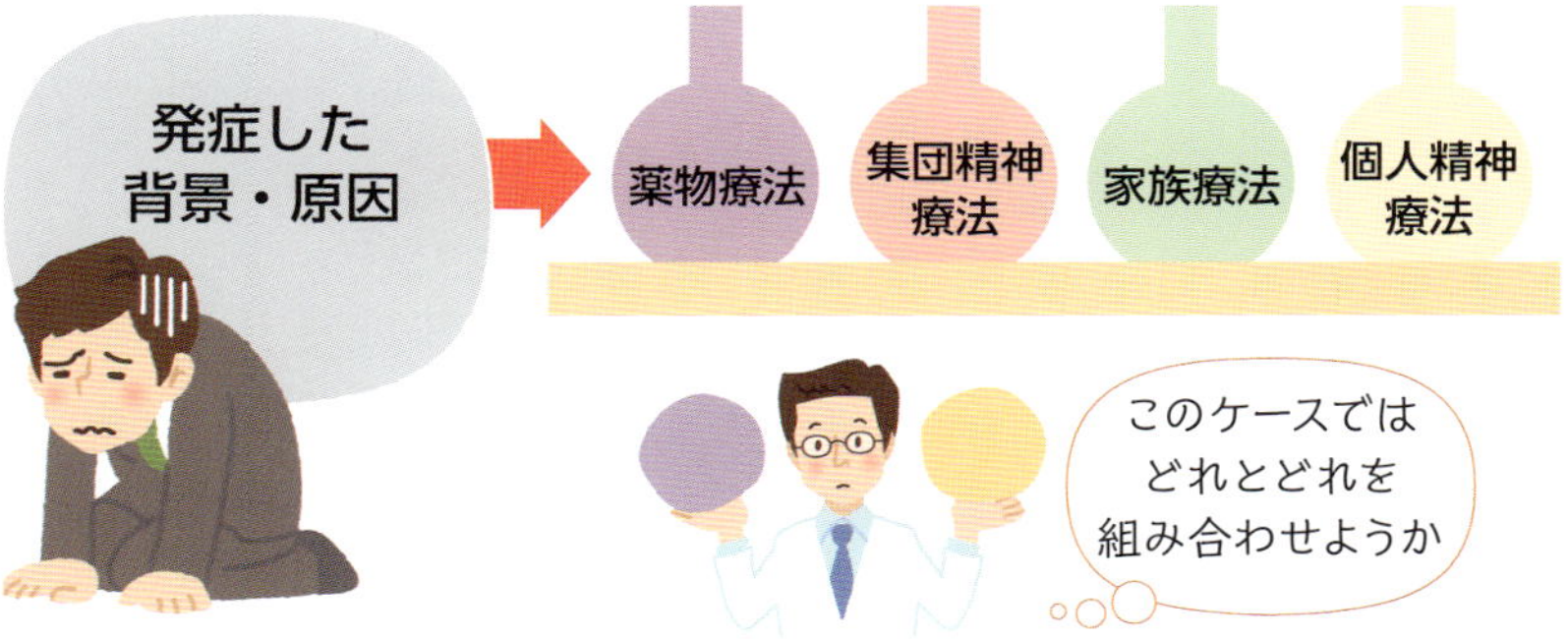
発症した
背景・原因
薬物療法
集団精神療法
家族療法
個人精神療法
このケースでは
どれとどれを
組み合わせようか

### パーソナリティ障害の主な治療

**薬物療法**

症状の生物学的背景にアプローチ

（効果が出るのが早いが効果は一時的）

**精神療法**

心理的アプローチ

（効果が出るのが遅いが効果が持続的）

## 治療における回復の過程

パーソナリティ障害の患者さんは、治療によってどのように回復していくのでしょうか。

まず、パーソナリティ障害は、複数のパーソナリティ障害や精神疾患を合併していることが多いので、面接の中で、慎重に診断することが必要です。このとき、抑うつ症状や自傷行為、暴力行為などの症状が強く出ている場合は、薬物療法により精神症状を安定させます。

これは、根本的な治療にはならず、表面にあらわれている症状だけを抑えるものです。

症状が落ち着き、治療が可能な状態になったら、精神療法によって回復の道筋を考えていきます。

ただし、パーソナリティ障害の治療とは、その人のパーソナリティそのものを変えるものではありません。患者さんが社会のなかで軋轢《あつれき》を起こさず生活していけるよう、パーソナリティを自然な形で発展・展開させることを目指すものです。

そのためには、精神療法において患者さんが自分の内面を見つめることで、自分のパーソナリティを自覚し、何がトラブルの原因となっているのかを理解し、その人らしい解決法を考えそれを実践しようとするのです。

これは、時間のかかる作業になります。治療の過程では、ほとんど改善が感じられない期間や悪化したように見える時期もあります。

また、患者さんが治療に当たる医師に見捨てられたように感じたり、恨んだりすることがあります。このようなことに耐えられず、治療を中断してしまう患者さんも少なくありません。

しかし、適切な治療を根気よく続けていけば、症状は軽くなります。治療中も治療後も、環境や人間関係の変化など、強いストレスがかかると悪化しやすくなります。そのため、いかにストレスを回避するかも大切な課題です。

## 回復までの道のり

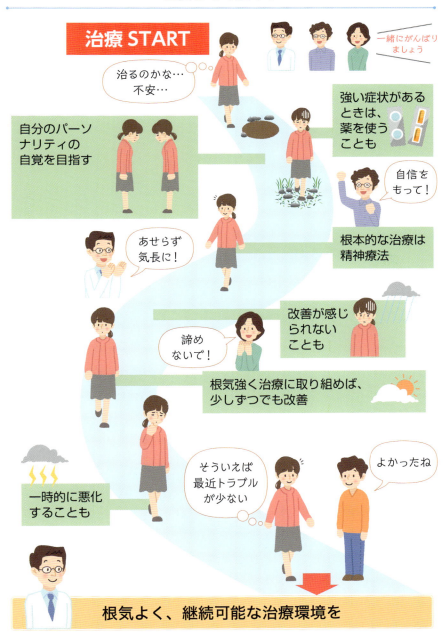

治療 START
一緒にがんばりましょう
治るのかな…
不安…
強い症状があるときは、薬を使うことも
自分のパーソナリティの自覚を目指す
自信をもって！
あせらず気長に！
根本的な治療は精神療法
改善が感じられないことも
諦めないで！
根気強く治療に取り組めば、少しずつでも改善
一時的に悪化することも
そういえば最近トラブルが少ない
よかったね
根気よく、継続可能な治療環境を

# 個人精神療法

## 個人精神療法

パーソナリティ障害の個人精神療法は、患者さんが医師や医療従事者との1対1の面接を通じて、自分のパーソナリティを理解し、トラブルや苦しみの原因となっている偏りに気づいていくものです。

通常、30分~1時間程度の面接を1週間に1~2回から、2週間に1回ほどまでの頻度で行います。

個人精神療法は、障害の心理的側面に働きかけて治していくものです。その効果は、ゆっくりとあらわれます、数年かけて回復を目指すこともあります。

パーソナリティ障害の患者さんは、人生のなかで、本人にとって重い体験や苦しみを味わっています。

精神療法では、過去の記憶が探求されることがあります。それは過去の記憶が現在の心の葛藤を起こしているので、その受け止め方のゆがみを和らげると葛藤が解消されると考えられるからです。

個人精神療法の中で過去を振り返り、自分の心を見つめるという作業は、患者さんにとって負担の大きい作業です。そのため、治療の中では自分が見捨てられないかと悩んだり、自傷行為や自殺の試み、衝動的行動で医師や周囲の人をふりまわそうとしたりすることもあります。医師に対して様々な感情が向かうこともしばしばです。

それを越えて粘り強く治療を続けることで、患者さんは自分の感情や体験などについて語れるようになり、自分の心の特性を受け止められるようになります。

家族などの周囲の人も、患者さんの言動を治療過程であらわれるもののひとつだと理解して、支えようとする姿勢を保つことが大切です。

## 個人精神療法で問題の過去の記憶を探求することがある

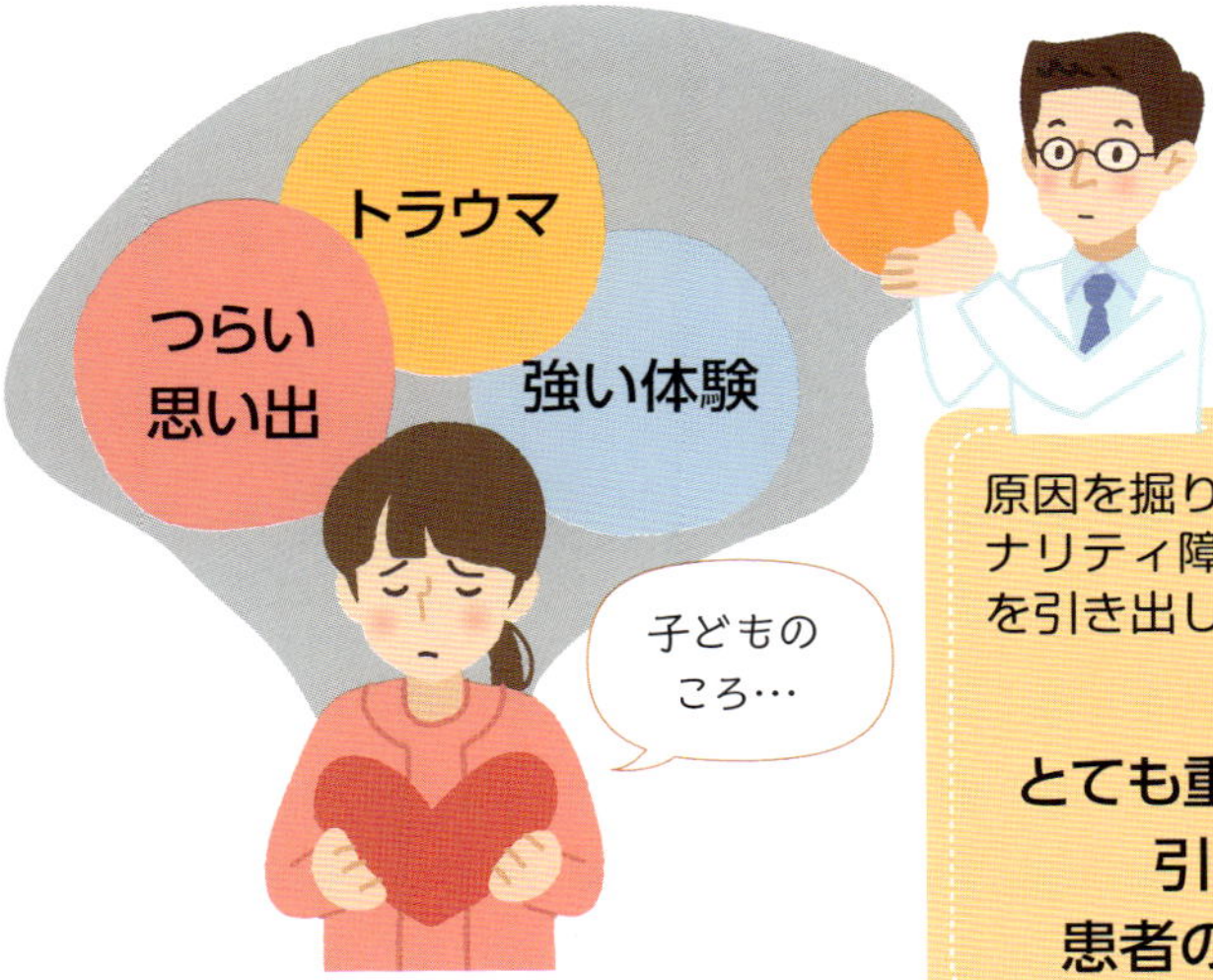

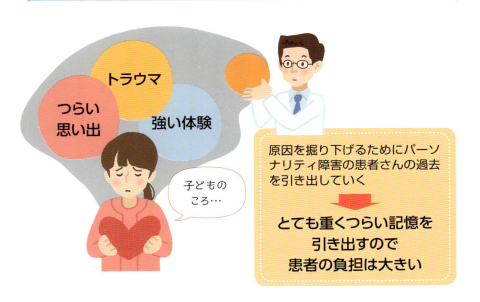

原因を掘り下げるためにパーソナリティ障害の患者さんの過去を引き出していく

**とても重くつらい記憶を引き出すので患者の負担は大きい**

## 自分の過去と向き合ってもらうこともある

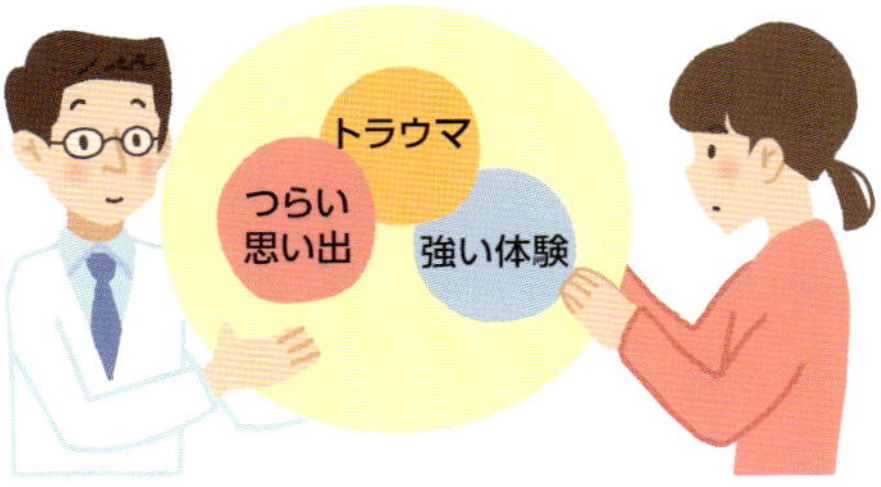


医師に対して様々な感情が向かうことがある

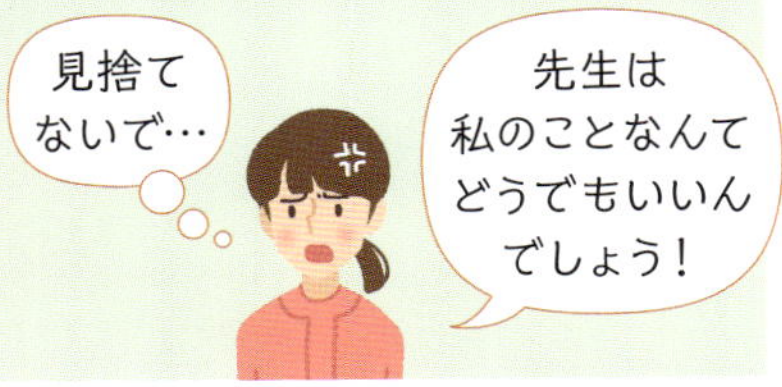


過去を振り返るのは伝統的に力動的（精神分析的）精神療法で行われることが多い方法です。
自分の心を見つめることで、回復をはかります。

## 支持的精神療法と認知行動療法

パーソナリティ障害のの治療で個人精神療法として用いられることが多いのは「支持的精神療法」です。

支持的精神療法は、患者さんの悩みにそった形で解決法を考えて行く治療法です。

パーソナリティ障害の患者さんは社会生活を送るなかで、さまざまな問題に直面し、苦しみやつらさを感じています。

医師は面接のなかで、患者さんの訴えを聞き、悩みを〝課題〟として捉え、解決法や物事の捉え方などを一緒に考えていきます。ときに励ましや指示も与えます。〝問題の解決をはかる〟過程が、患者さんに物事に対するときの偏りを自覚させ、修正していくのです。支持的精神療法は、医師が患者さんの内面に深く踏み込むことなく、共感の姿勢で解決に当たるため、患者さんにとって比較的負担とならない治療法といえます。

認知行動療法は、間違った信念に基づく思考パターンを修正する治療法です。

人は、自分に起きるできごとを常に主観的に解釈していますが、パーソナリティ障害の患者さんは、その受け止めること＝認知に著しいゆがみがあります。認知療法では患者さんに起きている問題1つひとつについて、具体的に検証していきます。患者さんの認知が現実とどれくらい離れているか、自動的に悲観的に解釈することで気持ちを動揺させてしまっていないか見ていくのです。この作業を重ねることで、患者さんは、自分の認知のゆがみや癖を悟り、できるだけストレスを感じない考え方を学んでいきます。

認知行動療法は、パーソナリティ障害の患者さんに特徴的な、両極端な思考などの認知のゆがみを修正するのに有効です。

## 医師とともに苦しみ、つらさを解決していく

### 支持的精神療法

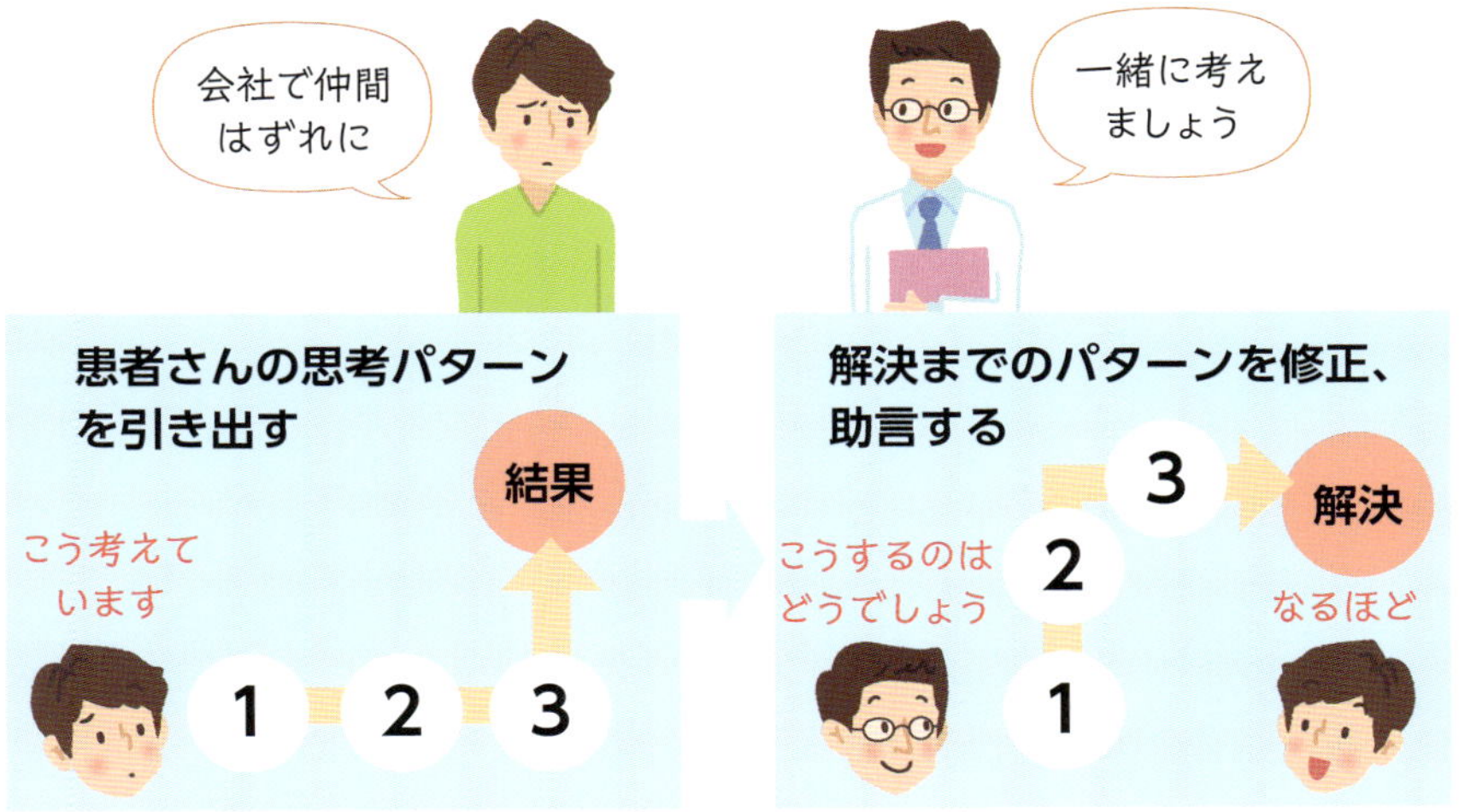
会社で仲間はずれに
一緒に考えましょう
患者さんの思考パターンを引き出す
こう考えています
1
2
3
結果
解決までのパターンを修正、助言する
こうするのはどうでしょう
1
2
3
解決
なるほど

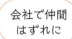

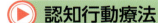

### 認知行動療法

物事への思考パターンの偏りを自覚させ修正していく

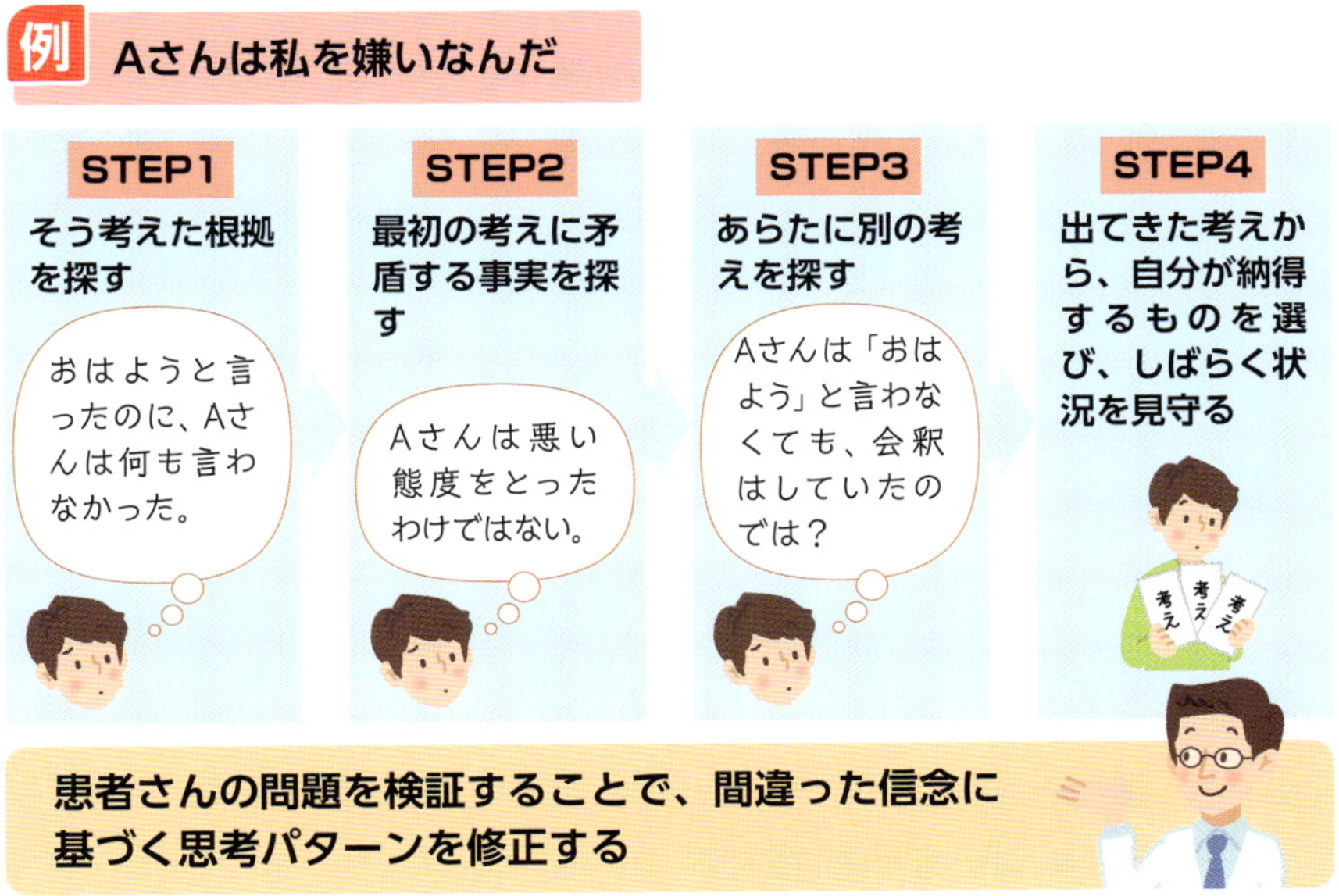
例 Aさんは私を嫌いなんだ
STEP1
そう考えた根拠を探す
おはようと言ったのに、Aさんは何も言わなかった。
STEP2
最初の考えに矛盾する事実を探す
Aさんは悪い態度をとったわけではない。
STEP3
あらたに別の考えを探す
Aさんは「おはよう」と言わなくても、会釈はしていたのでは？
STEP4
出てきた考えから、自分が納得するものを選び、しばらく状況を見守る
考え
考え
考え
患者さんの問題を検証することで、間違った信念に基づく思考パターンを修正する

# 集団精神療法と家族療法

## 個人精神療法に組み合わせて行う

パーソナリティ障害は、1つの治療法だけで治療できることは、ほぼありません。ほかの治療法と併せて行うことが多いのが、「集団精神療法」です。

これは、パーソナリティ障害の患者さんでグループをつくり、グループ内で話し合いを行うことで、互いに勉強をしようとする治療です。グループは少人数から多人数までさまざまです。治療スタッフは、グループリーダーとして、話し合いがスムーズに進むよう、手助けをします。

集団精神療法の利点は、ほかの患者さんの話を聞き、問題点を指摘することや問題点を指摘されることで、自らの問題に気づきやすくなることです。

また、パーソナリティ障害の人は、人付き合いが苦手なことが多いのですが、グループでの話し合いを通して他人とのコミュニケーションの取り方や距離感の取り方などを学ぶこともできます。

もう1つ行われることの多い治療法が、「家族療法」です。

パーソナリティ障害では、不安定な家族関係のなかで成長し、その影響が偏りをつくる要因となっているケースがあります。そのため、患者さん本人に治療を行うだけでなく、家族への面接を行うのです。

ただ、パーソナリティ障害の要因を過去に求めたり、過去の関係を問題として取り上げるのではありません。あくまでも、現在の家族関係を見直すことで、患者さんの生活環境を安定させていくために行われます。パーソナリティ障害の家族は、患者さんの行動に悩み、苦しんでいることが多いので、治療を通じて患者さんの行動の意味を理解したり、家族の心が安定することも、治療に役立ちます。

# 集団精神療法と家族療法

## 集団精神療法　グループ同士で話し合うこと

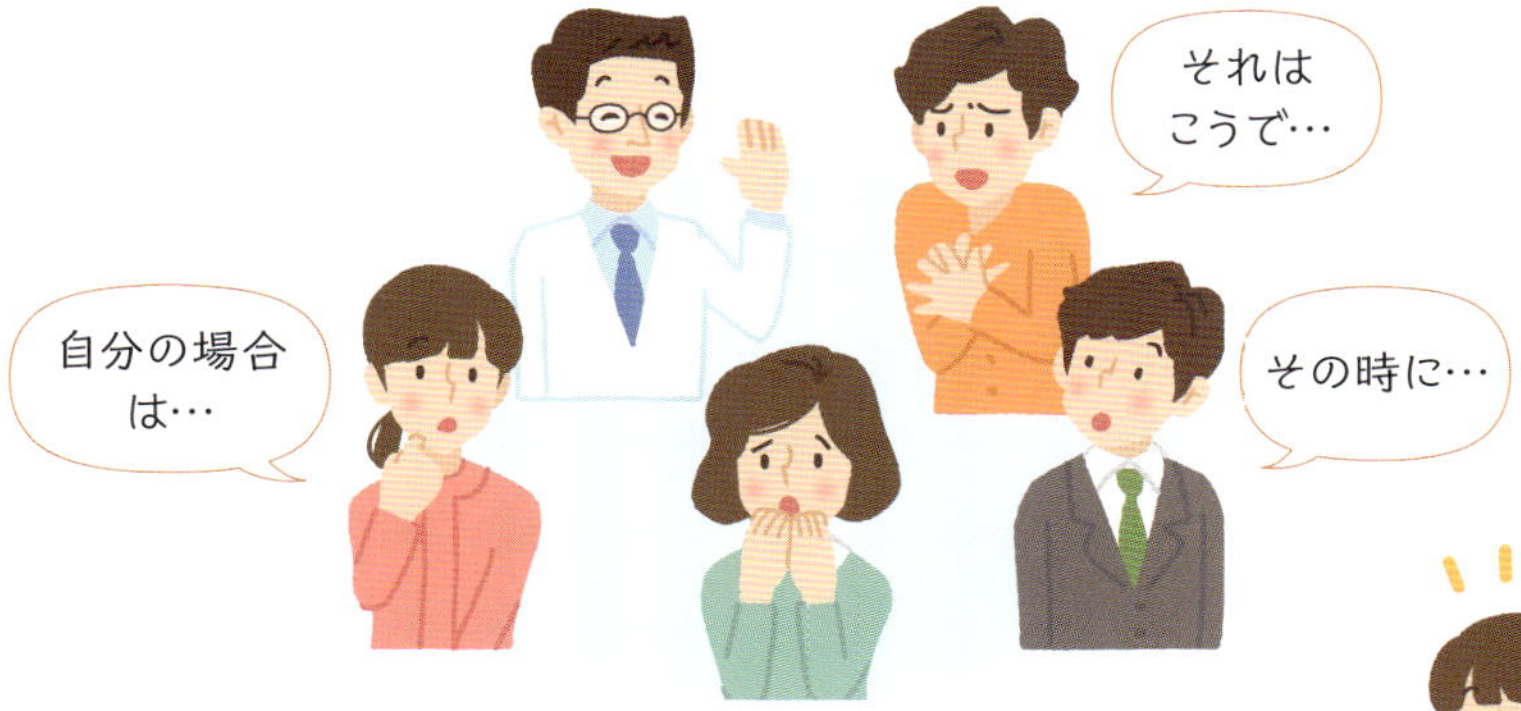
それは
こうで…
自分の場合
は…
その時に…

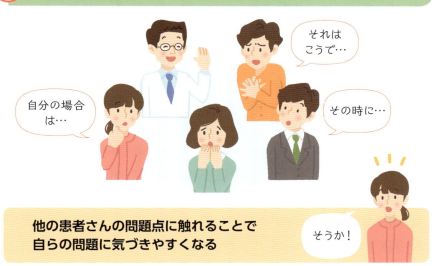

**他の患者さんの問題点に触れることで**
**自らの問題に気づきやすくなる**

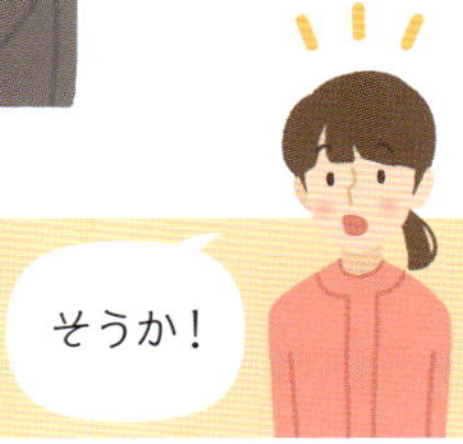
そうか！

## 家族療法　家族関係を見直す

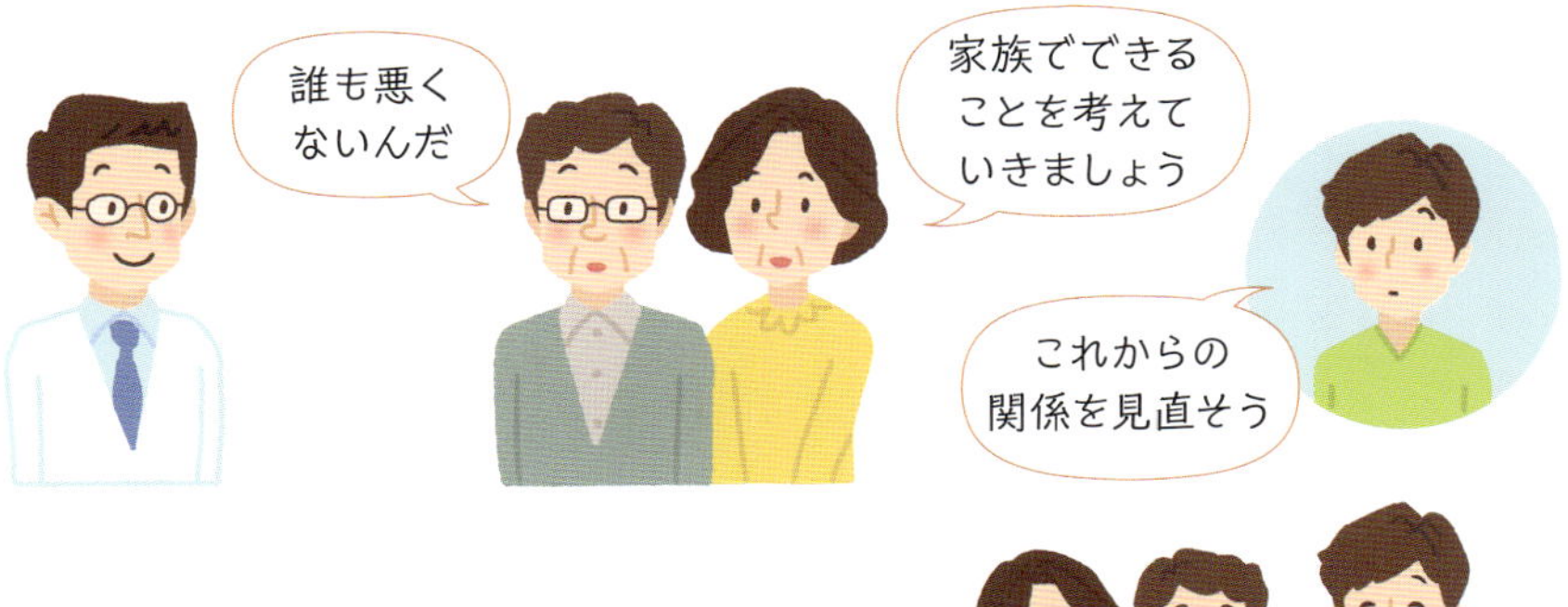
誰も悪く
ないんだ
家族でできる
ことを考えて
いきましょう
これからの
関係を見直そう

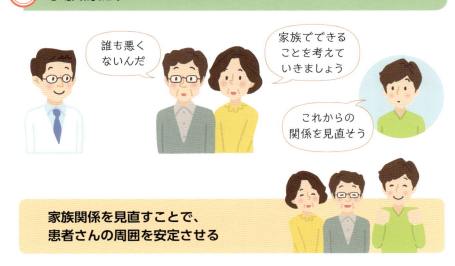

**家族関係を見直すことで、**
**患者さんの周囲を安定させる**

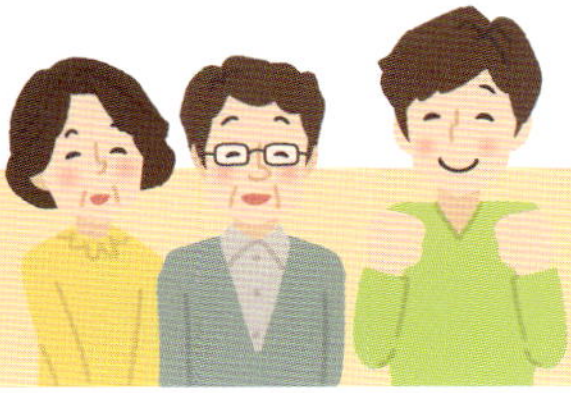

# 薬物療法

## 症状が重いときには薬を使うことも

パーソナリティ障害の治療では、一時的に症状を抑えるために薬物療法が行われることがあります。

特に、パーソナリティ障害の患者さんは、自傷行為や自殺未遂、暴力などの衝動的行動といった、激しい症状がきっかけとなって受診する人も珍しくありません。こういった症状は生活上の困難を悪化させるので、薬物でのコントロールが必要になることがあります。

激しい衝動的行動が見られる場合には、アリピプラゾール、オランザピンなどの抗精神病薬を使うことがあります。怒りや焦燥感などの強い感情を抑え、気持ちを安定させる効果があります。

衝動的行動を抑えるために、バルプロ酸ナトリウムなどの抗てんかん薬を使うこともあります。これは、気分の変化を穏やかにする効果があります。

不安感が強い場合には、エチゾラムなどの抗不安薬を使います。

抑うつ症状が強いときは、パロキセチン、フルボキサミンなどの抗うつ薬を使います。気分の強い落ち込みを防ぐ効果があります。

薬物療法を受けるときは、用量や用法など、医師から説明をきちんと受け、服薬の決まりは必ず守りましょう。自己判断で薬をやめたり、用量を増やすのは厳禁です。正しく使う分には非常に有効ですが、使い方を誤れば危険を招くこともあります。

また、薬物療法はあくまでも症状を一時的に抑えることを目的とします。根本的な治療ではないので「薬を飲んだ」からと過剰な期待をせず、自分の感情を捉えてどのようにすればよいかを考えるといった精神療法の課題に取り組みましょう。

## パーソナリティ障害の治療で使われる薬

| | |
|---|---|
| **抗精神病薬** | 気持ちを安定させる |
| | アリピプラゾール（エビリファイ）<br>リスペリドン（リスパダール）<br>クエチアピン（セロクエル）<br>オランザピン（ジプレキサ）<br>ペロスピロン（ルーラン）など |
| **抗てんかん薬** | 気分の波を穏やかにする |
| | バルプロ酸ナトリウム<br>（デパケン、バレリン）<br>カルバマゼピン（テグレトール）<br>ラモトリギン（ラミクタール） |
| **抗不安薬** | 不安感をやわらげる |
| | エチゾラム（デパス）<br>アルプラゾラム<br>（ソラナックス、コンスタン）<br>ブロマゼパム（レキソタン）など |
| **抗うつ薬** | 気分の強い落ち込みを防ぐ |
| | パロキセチン（パキシル）<br>フルボキサミン<br>（デプロメール、ルボックス）<br>セルトラリン（ジェイゾロフト）など |

（　）内は主な商品名

※用量や用法など、医師からの指示、服薬の決まりは必ず守りましょう！

# 入院治療が必要なとき

## 重大な問題行動があるときは入院も検討

パーソナリティ障害を抱えている人が、苦しみやつらさの感情に耐えきれず、衝動的行動をとることがあります。

つらい気持ちを行動にあらわすことは、患者さん本人にすれば理由があり、やむにやまれぬ行動なのですが、ときに周囲の人を傷つけたり、暴力や自傷行為、過量服薬などの問題行為につながり、命にも関わる重大な事態を招いてしまうことがあります。

患者さんや家族の保護が必要なとき、またあまりにも症状が重いときには、入院治療が検討されます。患者さん本人が入院を希望するケースもありますが、医療機関によって受け入れには違いがあります。

入院治療の目的は、症状を悪化させる環境から一時的に距離を置き、身体の安全を確保し、興奮を鎮めることです。病院内で集団生活を送り、医師や医療スタッフなどいつもとは違った人間関係のなかで、患者さんは落ち着きを取り戻し、自分の状態についてゆっくり考える時間ができます。入院期間は、通常1～3ヵ月程度であり、投薬の調整や退院後の生活指導のほか、カウンセリング、集団精神療法なども行われる場合があります。

ただ、入院したことですべてが解決するわけではありません。入院治療はあくまでも一時的なもので、治療のスタートや仕切り直しと考えましょう。

入院期間にパーソナリティ障害が劇的によくなるわけではなく、外来の治療よりも回復がはやくなるわけでもないのです。

症状が落ち着いた後は退院し、外来で通院して治療を受けることになります。

## 入院が必要になるときは

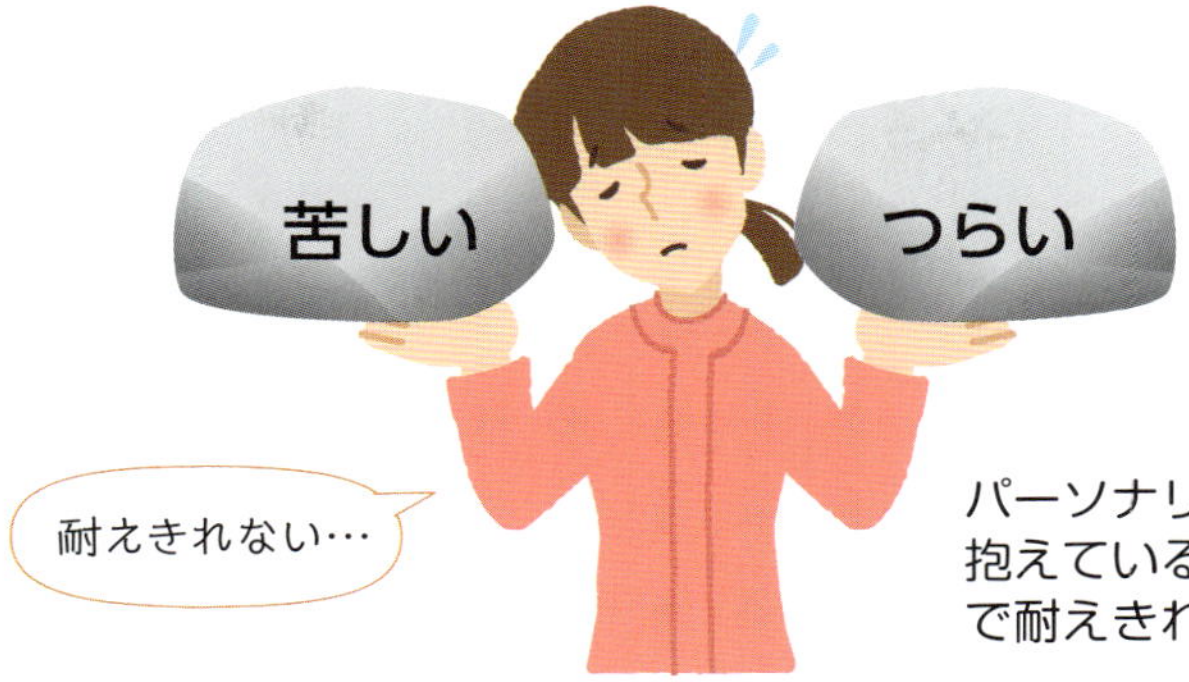
苦しい
つらい
耐えきれない…

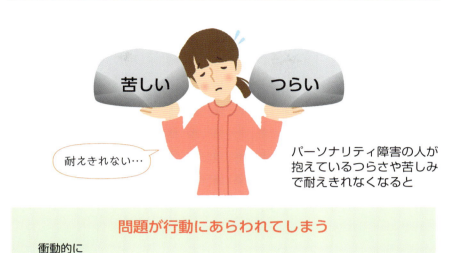

パーソナリティ障害の人が抱えているつらさや苦しみで耐えきれなくなると

### 問題が行動にあらわれてしまう

衝動的に

- 自傷行為
- 過量服薬
- 周囲の人への暴力

こんな行動をとってしまうケースも…

**それまでの環境から離れるためにも入院治療を選択することがある**

しかし…
入院治療はあくまで「スタート」です

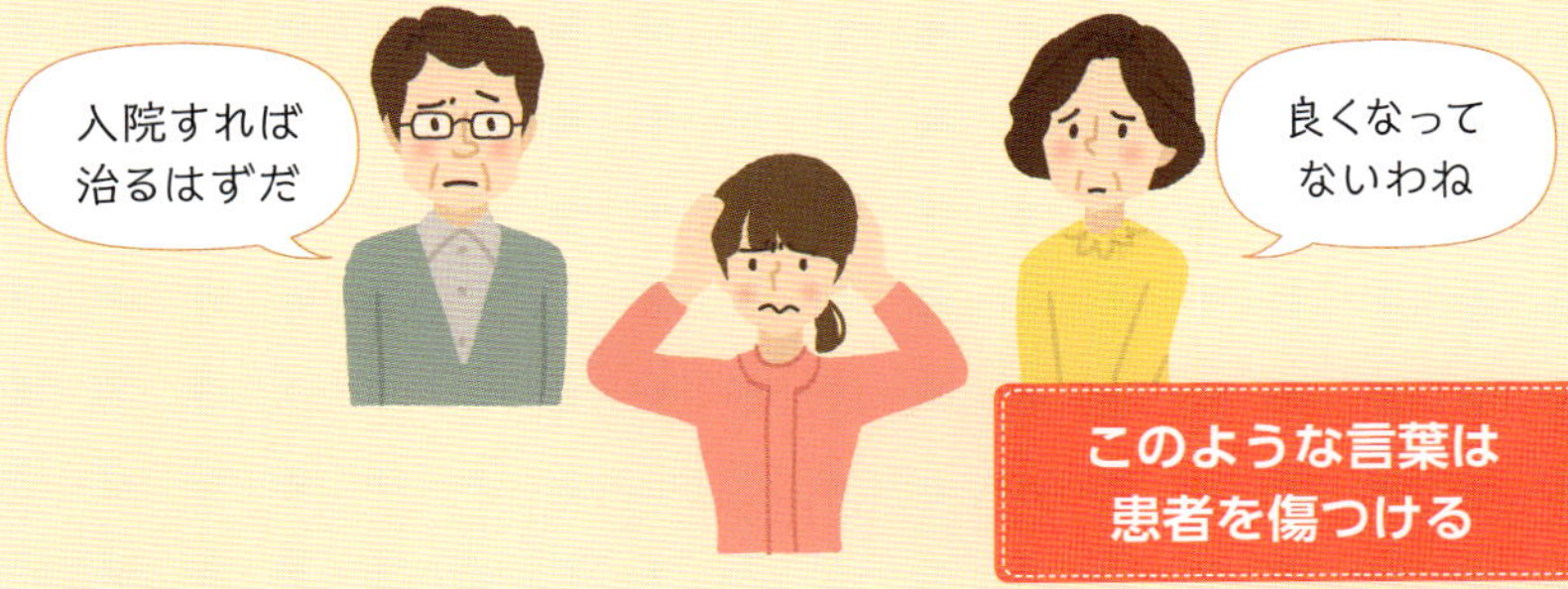
入院すれば治るはずだ
良くなってないわね

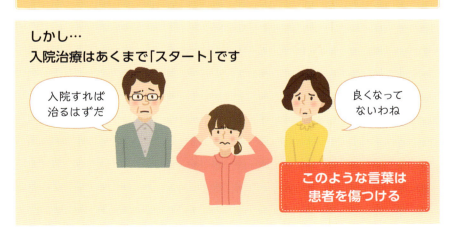

**このような言葉は患者を傷つける**

column

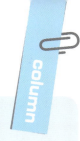

# デイケアなどに通って社会との関わりを持つ（社会療法）

パーソナリティ障害の外来治療の一種として、デイケアがあります。

デイケアでは、1日6時間程度を目安に、患者さんの治療が行われます。治療を行うのは、医師のほか精神保健福祉士、作業療法士、臨床心理士など専門の医療スタッフです。患者さんは、社会生活を送れるようになるよう、自分に合った治療プログラムを行います。

プログラムには、文科系レクリエーション・プログラム、運動系レクリエーション・プログラム、作業系プログラム、生活援助プログラム、心理教育、就業支援、家族への心理教育などがあります。

デイケアを利用するメリットとしては、通うことで生活にリズムがつく、体力を養う、対人経験を積んで社会に出る自信をつけるといったことがあります。

入院治療の必要がなくなった患者さんで、社会活動に不安を抱えている人などが利用するもので、医療保険の対象にもなっています。自分で受診して始めることができます。病院などで紹介してもらえる場合もあります。

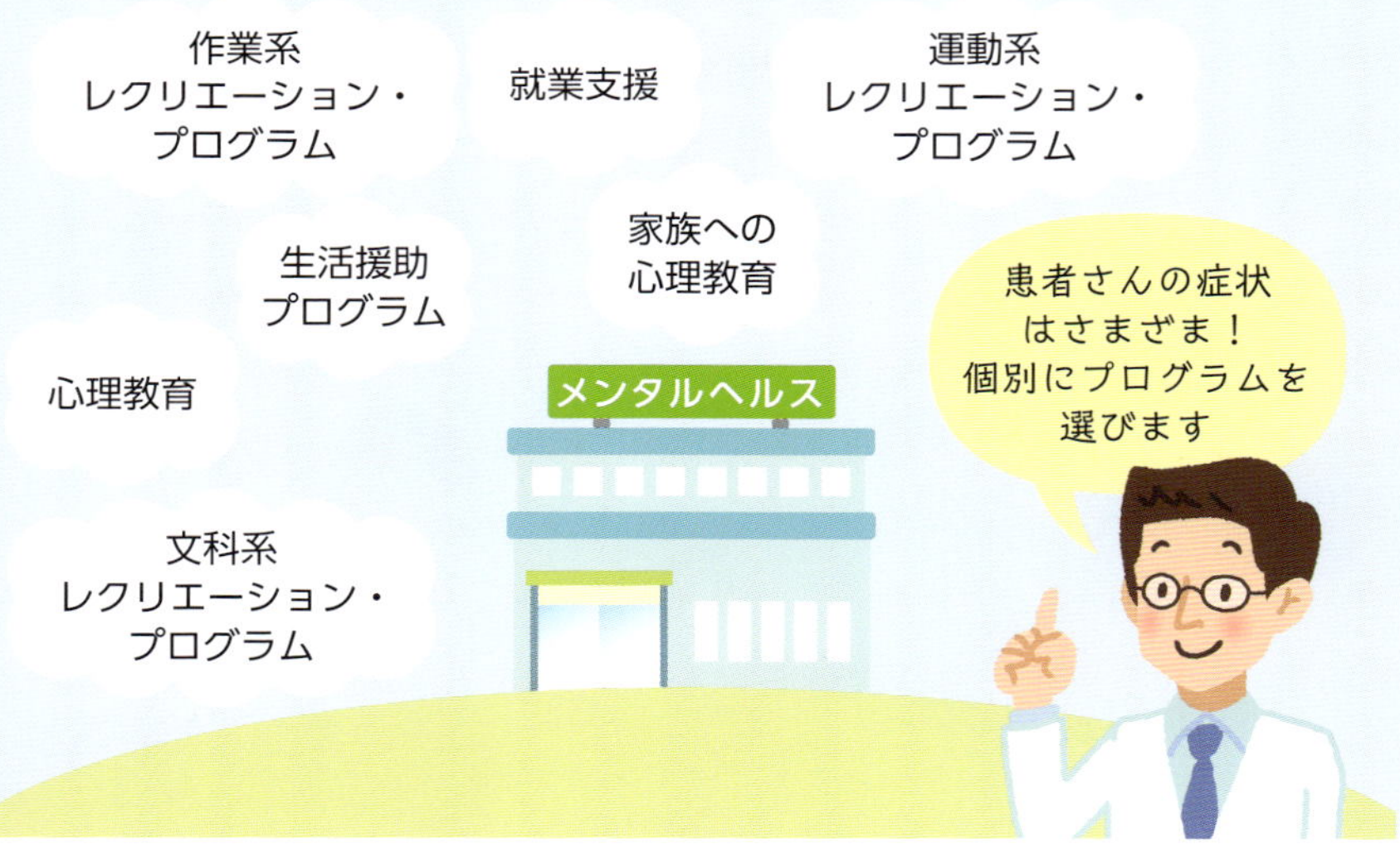
作業系 レクリエーション・プログラム
就業支援
運動系 レクリエーション・プログラム
生活援助プログラム
家族への心理教育
心理教育
文科系 レクリエーション・プログラム
メンタルヘルス
患者さんの症状はさまざま！個別にプログラムを選びます

# 第4章

# 回復のために必要なこと～本人の努力と家族や周囲の人の援助

パーソナリティ障害の治療では、本人の意思がとても大切です。治療の過程で起きる心の問題や、周囲の人のサポートについて説明します。

# 本人ができる回復への努力

## 心をコントロールする方法を身につける

パーソナリティ障害の治療で、症状に対してもっとも大きな影響を与えられるのは、患者さん自身です。なぜなら、その症状は、患者さん自身の行動、感じ方に属するものであることが多いからです。

パーソナリティ障害から回復するために患者さんに必要なのは、自分の心をコントロールする方法を身につけることです。

パーソナリティ障害のある患者さんは、いつも心の奥に恐怖や不安感などネガティブな感情を抱えています。そのために、起きた事実をそのまま受け止められずに誤った解釈をして、必要以上に激しい怒りを感じたり、ネガティブな思考に陥って、落ち込んだりしています。それはときに感情の爆発や衝動的行動へとつながります。

1つの刺激に対して激しく動揺する場合には、その刺激に対する反応をより穏やかにしていく必要があります。

そのためにまず、衝動が起きてからそれに従って行動する前にワンテンポおき、自分が何を感じ考えているのかを確認することを心がけるようにします。そしてそのうえで、行動しましょう。

感情の爆発にあやつられて行動するのではなく、冷静に問題を捉えて自らの意思で行動を選択する訓練を積むのです。

心をコントロールする方法を身につけるには時間がかかりますが、それを続けていけば確実に回復へとつながります。しかし、持続的に心をコントロールしていくのは、簡単ではありません。

次項では、心をコントロールしやすくするための具体的な方法を紹介しましょう。

## 心をコントロールする

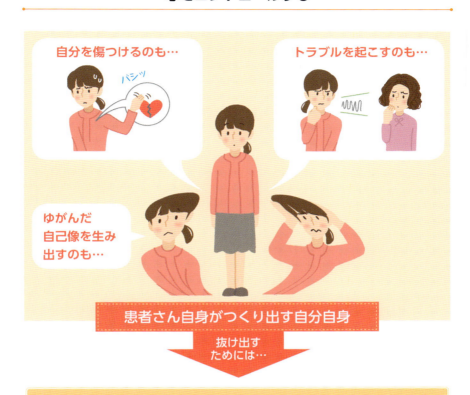

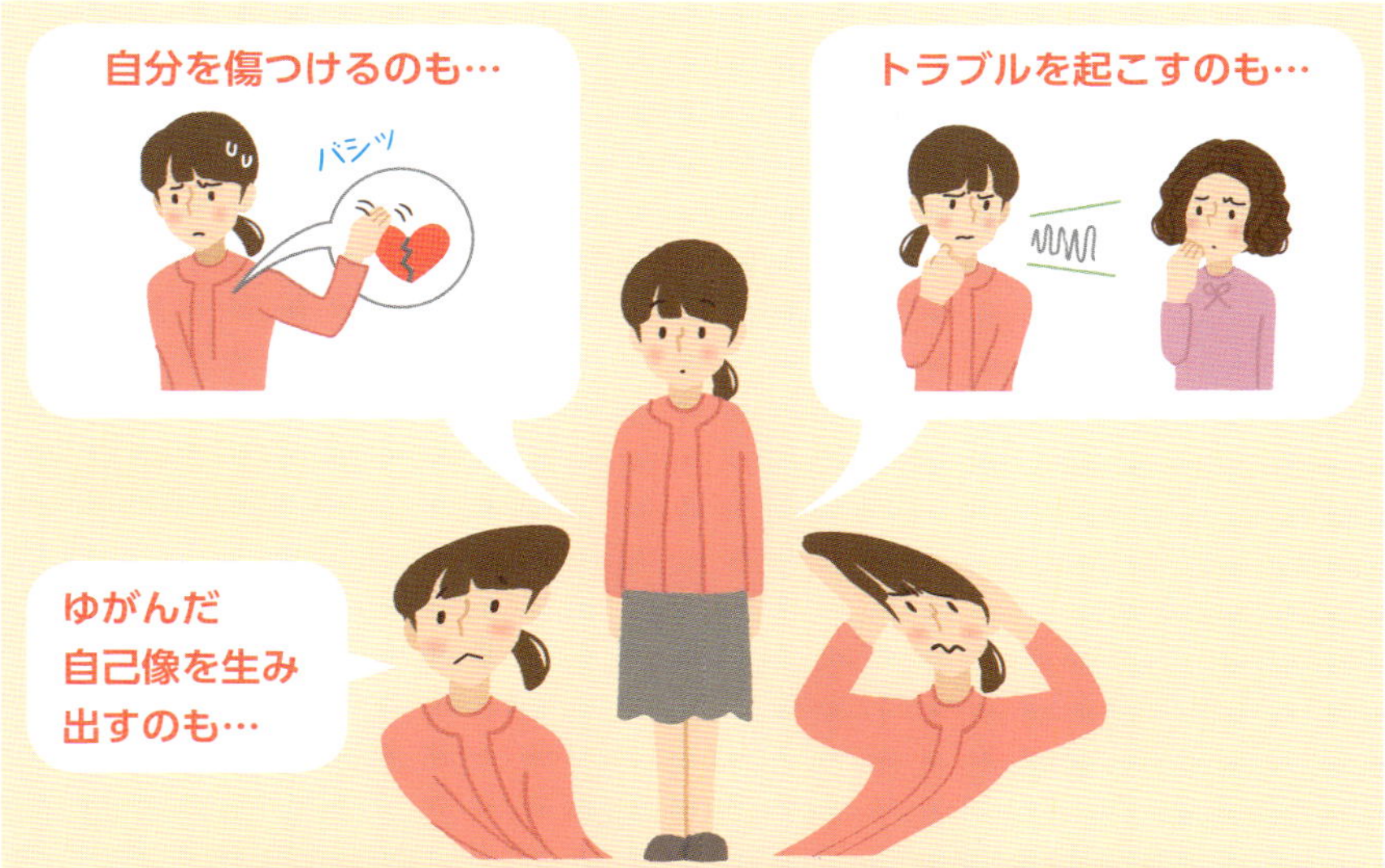


**患者さん自身がつくり出す自分自身**

抜け出すためには…

### 自分自身の心をコントロールする

**行動する前に一呼吸おこう**

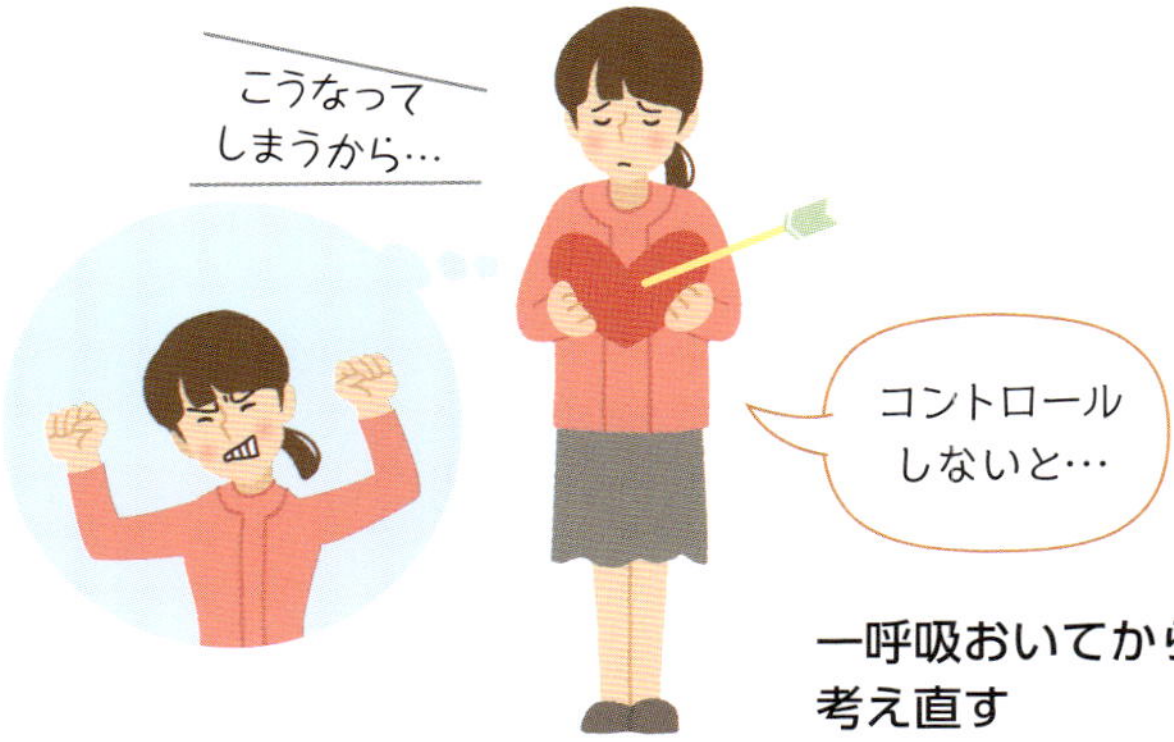
こうなって
しまうから…
コントロール
しないと…

一呼吸おいてから
考え直す

## 生活の組み立てを考える

心を安定した状態に保ち、できるだけストレスなく過ごすためには、まず規則正しい生活を送ることから取り組みましょう。

パーソナリティ障害の患者さん、特に気分障害を併発している人には、生活のリズムが乱れている人が少なくありません。

私たちの体の体温やホルモン分泌などの調節は、体内時計などを司る自律神経*が行っています。体内時計は朝昼晩の生活リズムを一定に保つことで正常に機能して身体の機能を整えます。

生活リズムが狂うと体内時計がうまく働かなくなり、自律神経の働きが乱れ、ホルモン分泌や体温、消化機能などに狂いが生じてくるのです。するとストレスへの抵抗力が下がるなど、心身へ影響が出てきます。

体内時計の調整には、規則正しい生活を送ることが大切です。そのためには、食事や睡眠のほか、太陽の光を浴びることなどが役立ちます。毎朝同じ時間に起きること、食事を1日3度規則正しくとること、昼間は活動することなどが役立ちます。

さらに日常生活を、運動など体を動かす活動と頭を使った活動、仕事とレクリエーション、一人で過ごす時間と家族などほかの人と過ごす時間など、さまざまな要素で捉え、それらをバランスよく組み立てることを考えましょう。

実は、パーソナリティ障害から回復するための心を見つめ直す行為は、かなりの精神的なエネルギーを必要とするものです。精神的なエネルギーも体力があってこそ湧いてくるものといえます。

規則正しく健康的な生活は、そのためのエネルギーを確保するためにも役立ちます

次項では、自分の行動パターンを見直す方法について、説明しましょう。

**用語解説** 自律神経　自分の意識とは関係なく作用する神経。交感神経と副交感神経からなり、内臓や血管などの器官の働きを調節している。

## 心を安定させるためにも規則正しい生活を

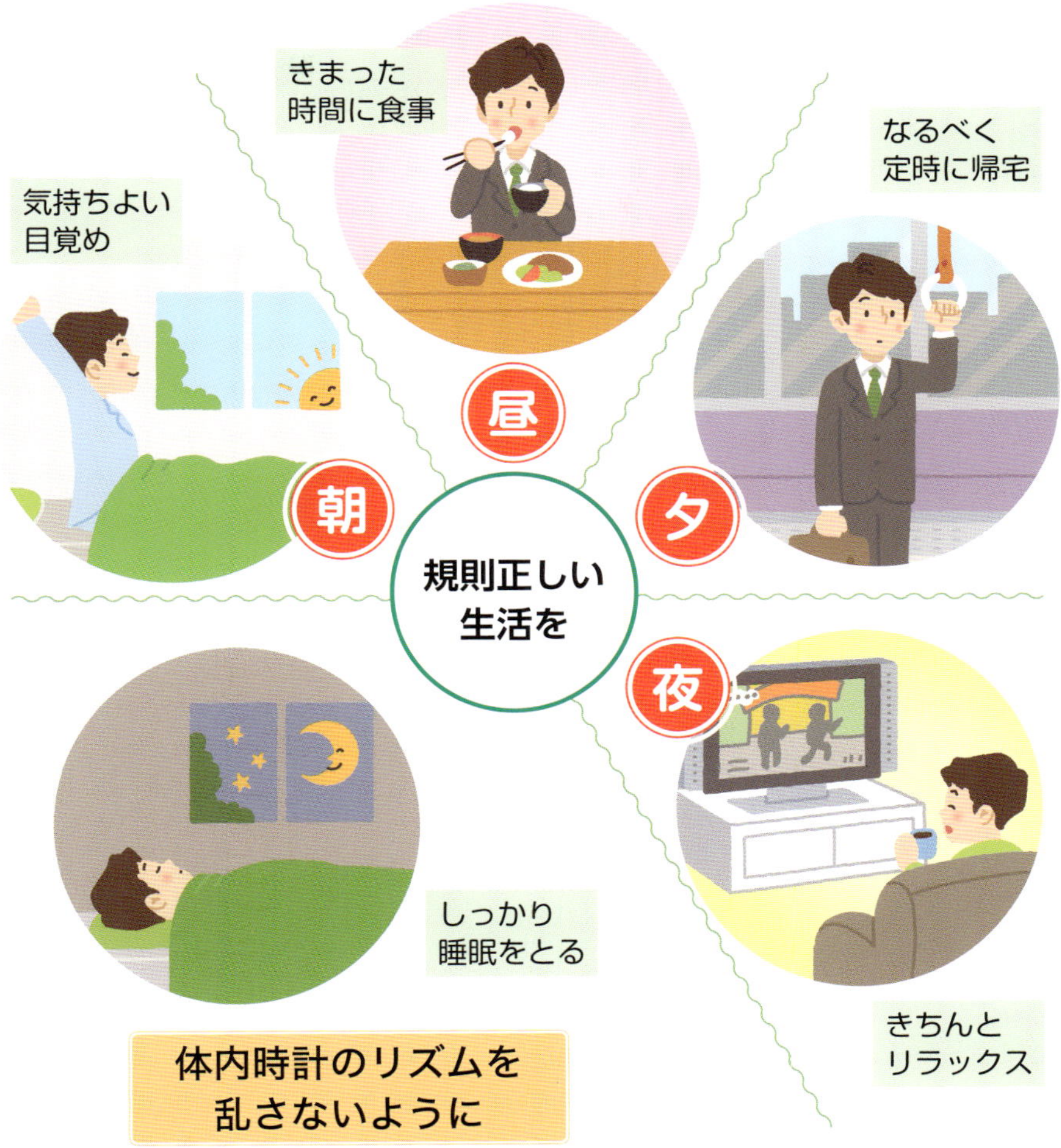
規則正しい
生活を
朝
気持ちよい
目覚め
昼
きまった
時間に食事
夕
なるべく
定時に帰宅
夜
きちんと
リラックス
しっかり
睡眠をとる
体内時計のリズムを
乱さないように

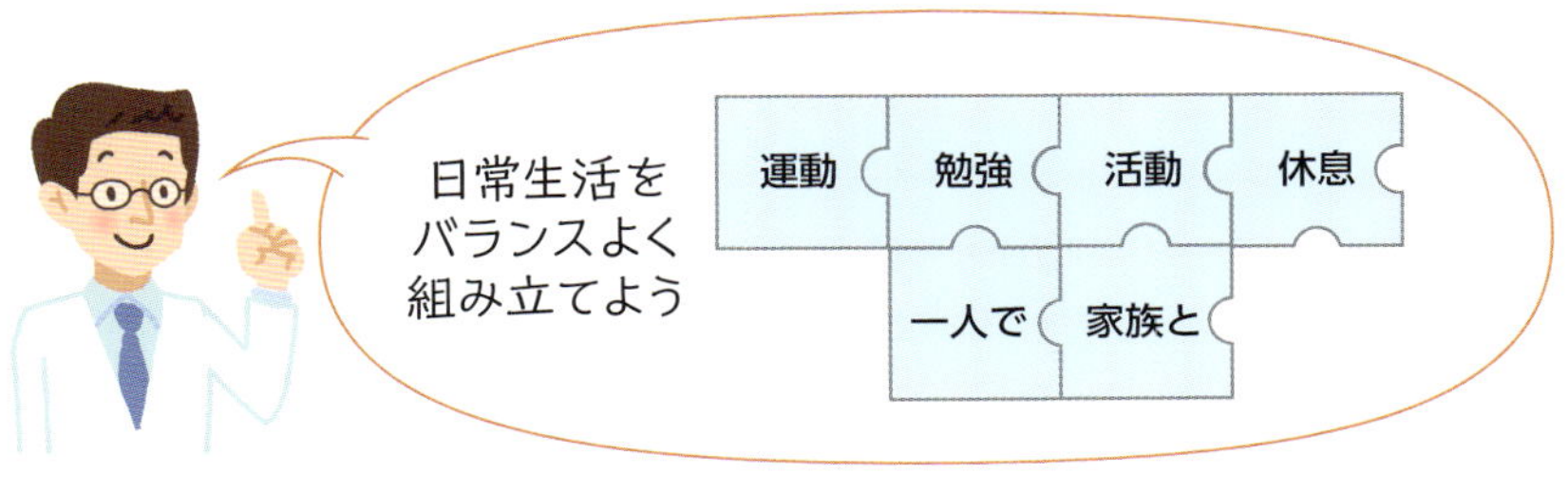

## 自分の行動パターンを見直す

パーソナリティ障害の治療では、自分の心を見つめ直すことが重要です。そうしたトレーニングや精神療法は医師との面談などを通して行っていくのですが、自分ひとりでもできることはあります。

それは、日常生活のなかで自分の行動をふりかえり、自分の行動パターンを見直すことです。

有力な対策としては、何か問題行動を起こしてしまったとき、そのことについて紙に書き出してみることが挙げられます。

その問題行動がどんなものであったか、きっかけとなった出来事、問題行動を起こしていたときの気持ち、問題行動の後どうなったか、何を感じたか、などを書き出します。その行動を起こした日付や時間帯も書いておきます。

書き出すだけでなく、あとから読み返し、どんなときに問題行動を起こしやすく、それがどんな感情により引き起こされたのか、感情に大きな揺れが生じるのはどんな状況か、などをふりかえります。これをくり返すことで、自分の行動パターンが見えてきます。

激しい感情につき動かされて、衝動的行動をとってしまうのは、自分の感情がわかっていないためでもあります。自分の行動とそれに伴う感情を記録することで、きっかけと問題行動をつなぐ心のからくりが見えてきます。

そして、問題行動はきっかけとなった出来事の解決にはならず、むしろ問題を大きくするということも自覚できるようになるはずです。

逆に、問題行動を起こさないで済んだときは、なぜ感情を抑えられたのかを探り、次に感情の嵐が起きたときに、応用することもできます。

地道な作業ですが、とても役立つ方法です。

さらに、対人関係について捉え直し、自分で改善する方法を考えます。

## 自分の行動パターンを見直す

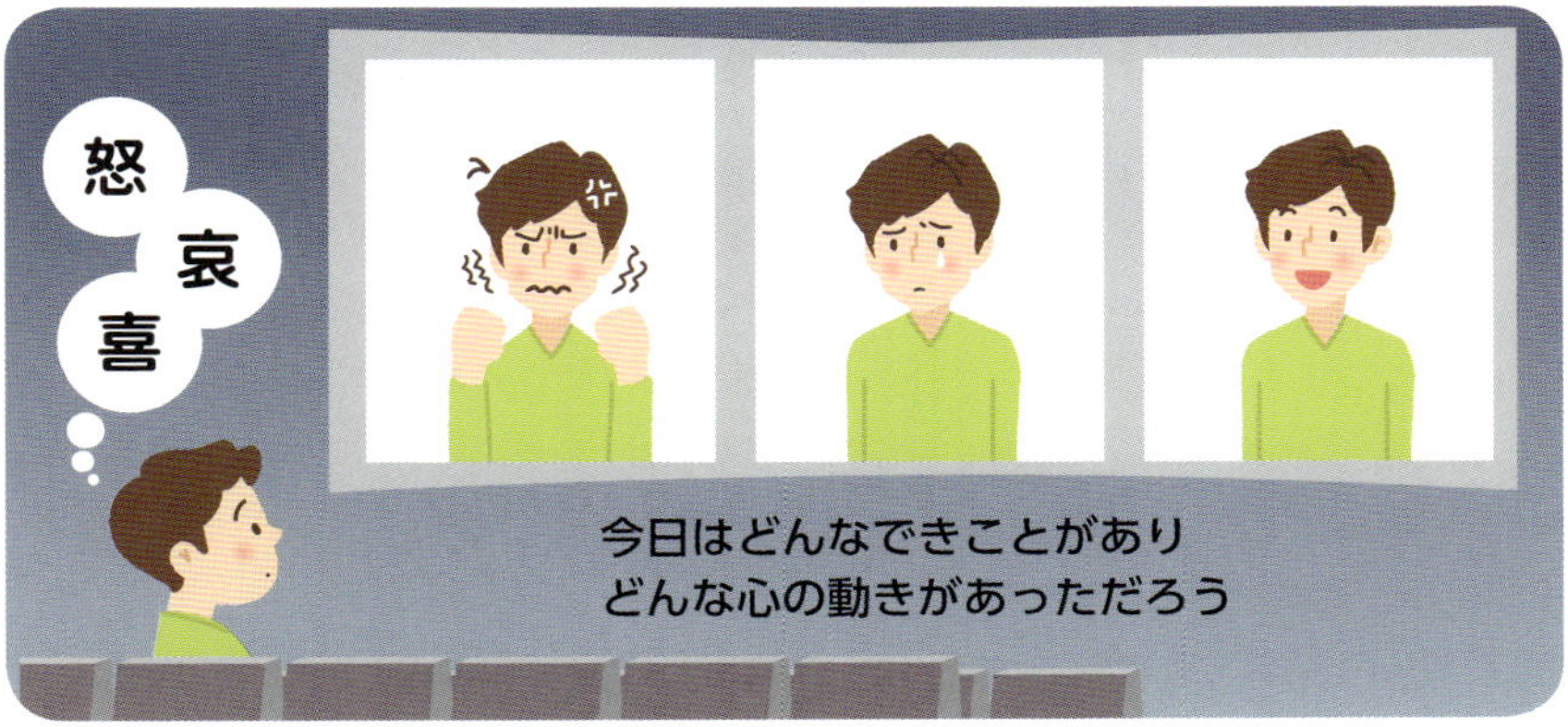


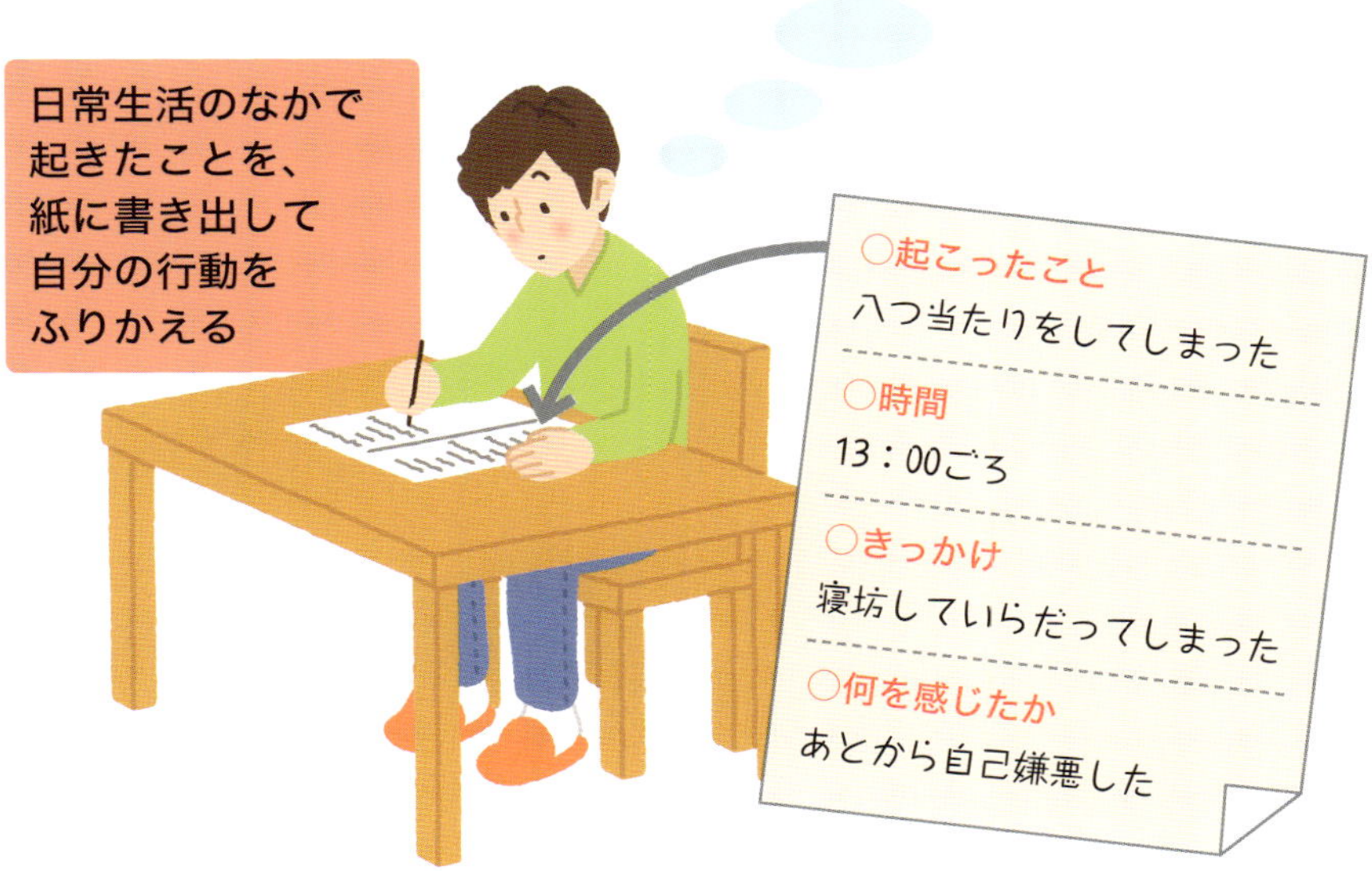


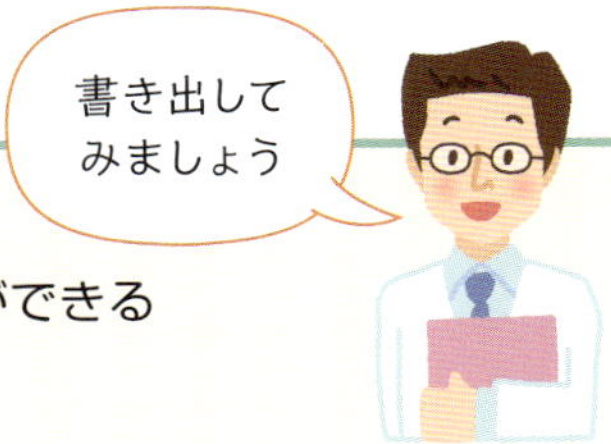


自分の行動パターンを見直すことができる

## 対人関係について考える

パーソナリティ障害の患者さんは、しばしば対人関係でのトラブルに巻き込まれます。

学校や職場など、避けられない人間関係のなかで強いストレスを受けたり、トラブルになってショックを受け、症状を悪化させてしまうことも珍しくありません。

自分がほかの人とどう接し、どんな関係からストレスを受けやすいのかなど、対人関係について考えることは、問題を解決するヒントとなります。

たとえば、境界性パーソナリティ障害の人は、人に対して極端な考えを持ちやすい傾向にあります。

自分に少しよくしてくれた友人に対して、強い感謝の気持ちを抱き、いつも一緒にいることを求めてふるまったかと思えば、あるときささいな意見の違いから〝裏切り者〟、〝計算高く自分を利用した悪人〟と考えを変え、悪口を言ったり、いきなり関係を断とうとするなど、人への評価が極端になりやすいのです。

これは、パーソナリティ障害の治療に当たっている医師に対しても起きることがあります。理想化して依存的な態度になったり、小さな治療法の変更から「見捨てられた」と感じて、絶望するなどします。こうしたことで治療へのモチベーションを下げたり、治療を中断してしまうこともあります。

こういった不利益を避けるためにも、自分の人間関係の捉え方に気づく必要があります。

ほかの人に対して、強い感情を抱いたとき、それがポジティブなものでもネガティブなものでも、自分のほかの体験に起因する古い感情が蘇ったものではないか、自分に都合のよい幻想を重ねていないかなどと考えてみましょう。

対人関係の不安定さとともに問題となりがちなのが、パーソナリティ障害の患者さんは、人との距離感が多くの人のそれとズレていることです。

## 自分とまわりの人との関係は？

### 周囲の人に対してどう思っているか
### 何を期待しているかを考える

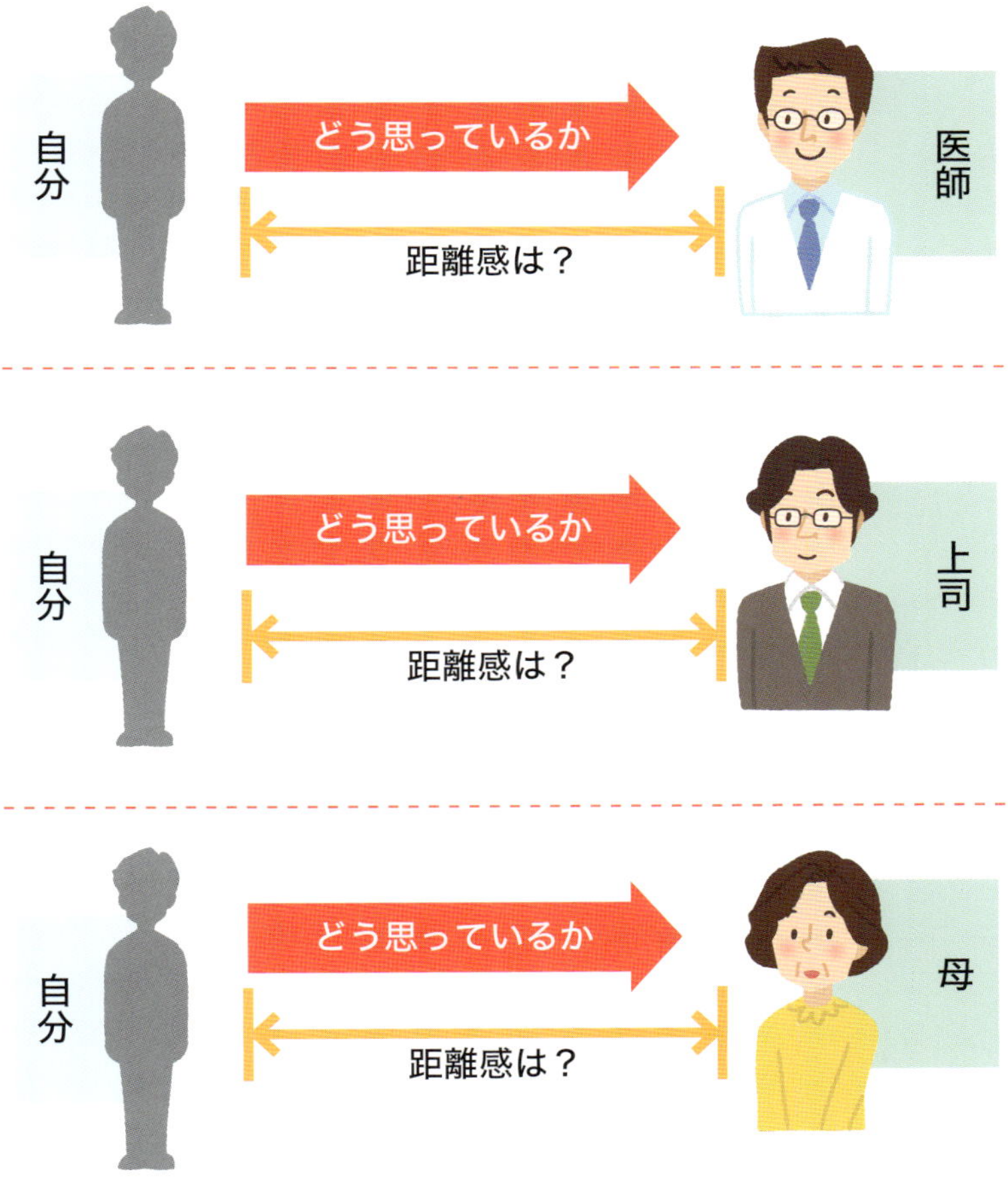


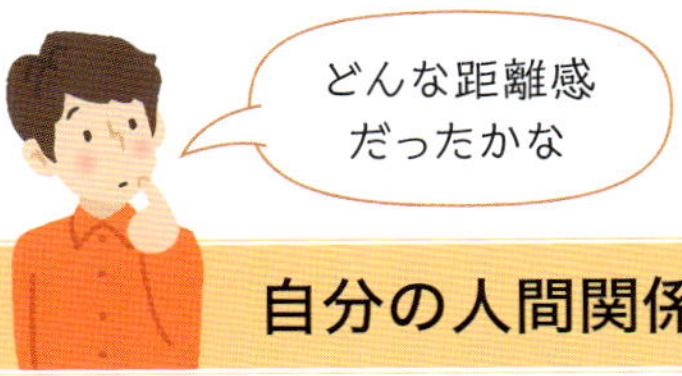


**自分の人間関係の捉え方を考えよう**

## 家族や人との距離を適度に保つ

パーソナリティ障害の人は、心の不安定さから「人に見捨てられる」ことに恐れを感じたり、相手に全面的に依存したりしてしまうことがしばしばあります。いつも一緒にいるような濃い関係や、心のうちを相手にすべてさらして、受け入れられる関係を求めがちです。

逆に、見捨てられる恐怖から、自分から距離を置き、誰とも親しい関係になれないケースもあります。

しかし、多くの人は、たとえ家族や恋人、配偶者のような親しい関係であっても、ある程度の距離を保っています。人はそれぞれ独立した存在であり、当然のことながら考え方やものの感じ方に差がありますす。ある程度の距離を保たなければ、ストレスを感じたり、疲れてしまうからです。

つまり、通常、人はほかの人と〝ほどほどの距離〟を保つことで、良好な関係をつくることができるのです。パーソナリティ障害の人にも、この感覚が大切になってきます。本人も、また家族などの周囲の人々も意識して、対人関係で〝ほどほどの距離を保つ〟よう心がけましょう。

また、人との距離は、状況の変化や個人の事情によって変わるものです。距離が離れたからといって、その人から自分が否定されたと考える必要はありません。

そもそも、ほかの人は自分とは異なる考えや行動パターンを持った存在なのです。そのことを、忘れてはなりません。

それは、家族や恋人のような非常に親しい関係でも変わりません。もちろん、他人に比べれば近いわけですが、ある程度の距離を保つことが、お互いのためでもあるのです。

これは、家族などパーソナリティ障害の人を支える人にも大切な注意点です。患者さんが心配でも、ある程度の距離を保つ必要があるのです。

## 人とほどほどの距離って？

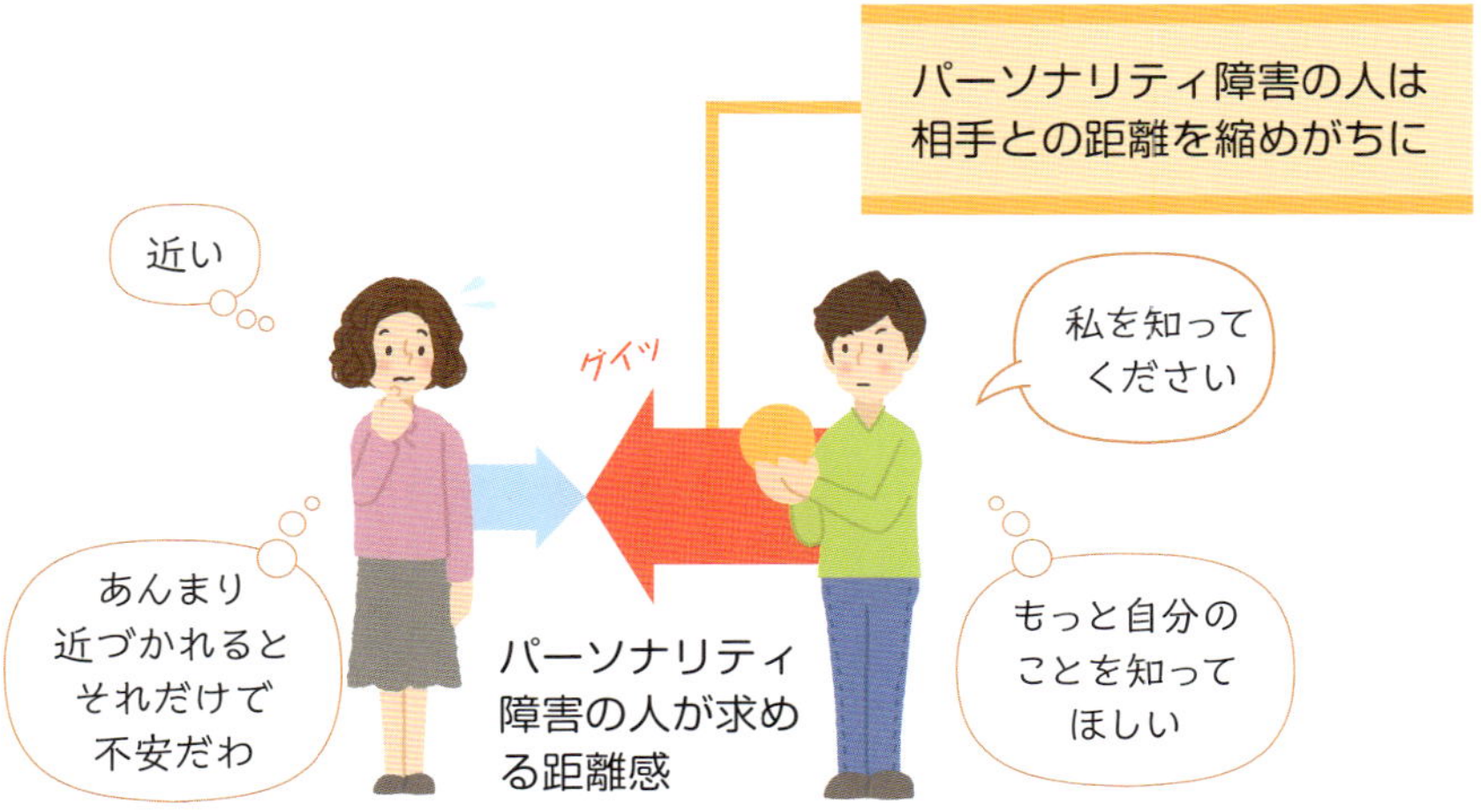


## 自分と相手の距離は適度に

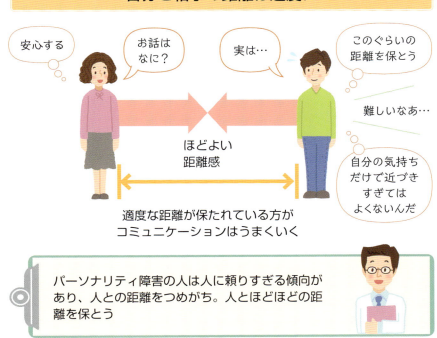

適度な距離が保たれている方が
コミュニケーションはうまくいく

パーソナリティ障害の人は人に頼りすぎる傾向があり、人との距離をつめがち。人とほどほどの距離を保とう

# 家族や周囲の人が行うサポート

## 障害を正しく理解してあげる

　パーソナリティ障害の人が回復していくためには、家族や周囲の人のサポートが大きな力となります。

　パーソナリティ障害は、関わる際に注意することが必要な精神障害です。まずは、その障害について正しく理解する必要があります。

　パーソナリティ障害の患者さんは、自己中心的なふるまいや、依存的な態度、無責任でうそにもとれる言動、極端に人付き合いが悪いなど、人から誤解を受けやすいものです。理解できない行動に、いらだちや怒りを感じ、「扱いに困る人」「やっかいな人」として敬遠してしまう人もいます。

　しかし、それらは障害が引き起こしている行動だと理解するべきです。周りの人がパーソナリティ障害の人を非難したり、距離を置くと、それがストレスとなって、症状を悪化させてしまう要因となります。

　パーソナリティ障害の患者さんの思い込みや誤解には、無理に合わせることはできませんが、ばっさり否定してしまうのではなく、そこに至った気持ちの揺れを理解してあげましょう。

　逆に、パーソナリティ障害の患者さんに、近づきすぎてしまうのも問題です。たとえば、「家族が我慢をすればよいのだ」と問題の解決をあきらめて、抱え込んでしまうのはよくありません。患者さんの立場に立っているようで、回復につながらず、結果的に本人のためにならないのです。

　まだ日本には、精神疾患を「身内の恥」とする感覚が根強く残っていますが、家族だけで悩むのではなく、医療機関などに相談しましょう。

## 家族や周囲の人の役割は

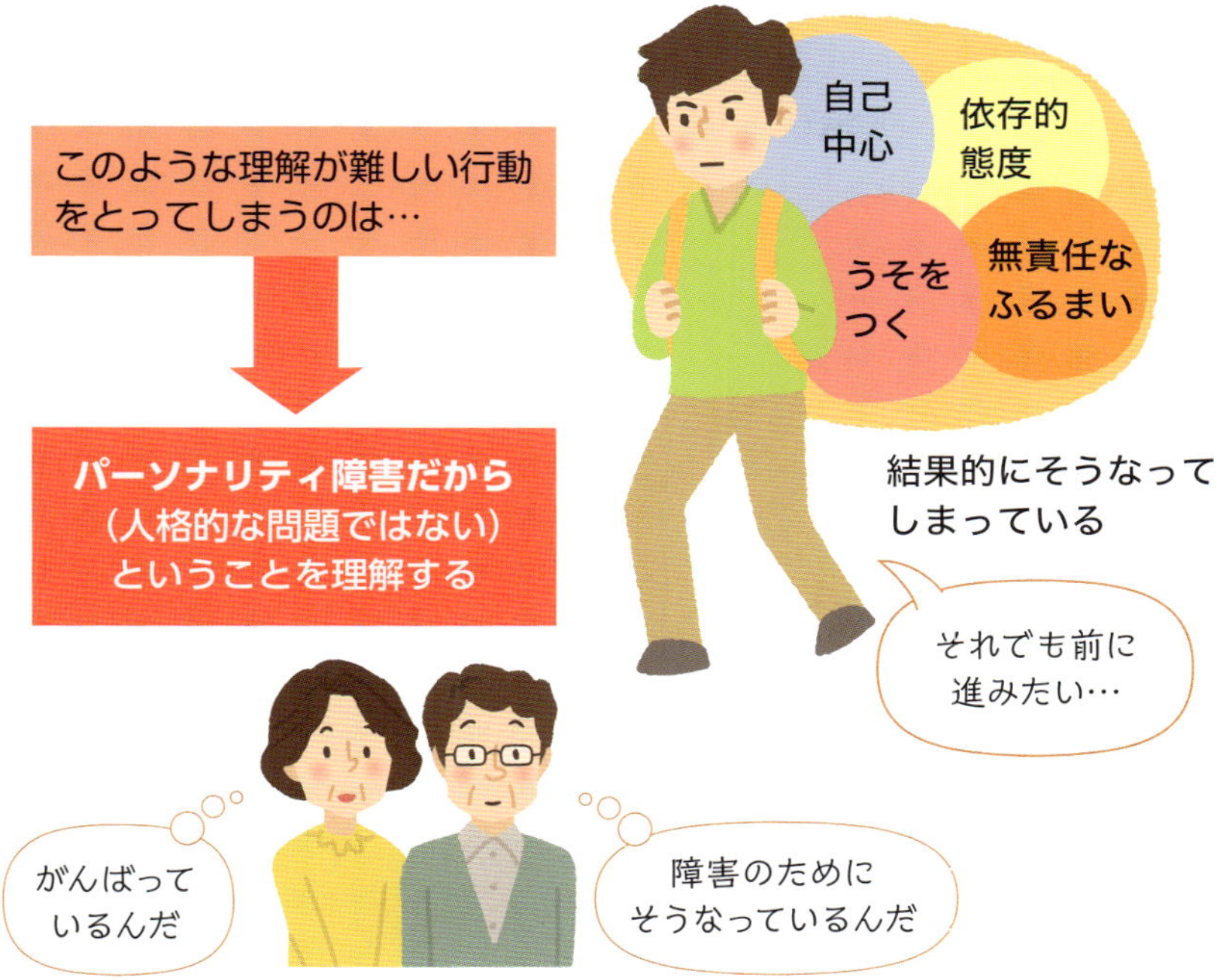


**家族が症状を理解し、サポートすることが重要**

家族や周囲の人の障害への理解や支えは、
患者さんの支えとなる

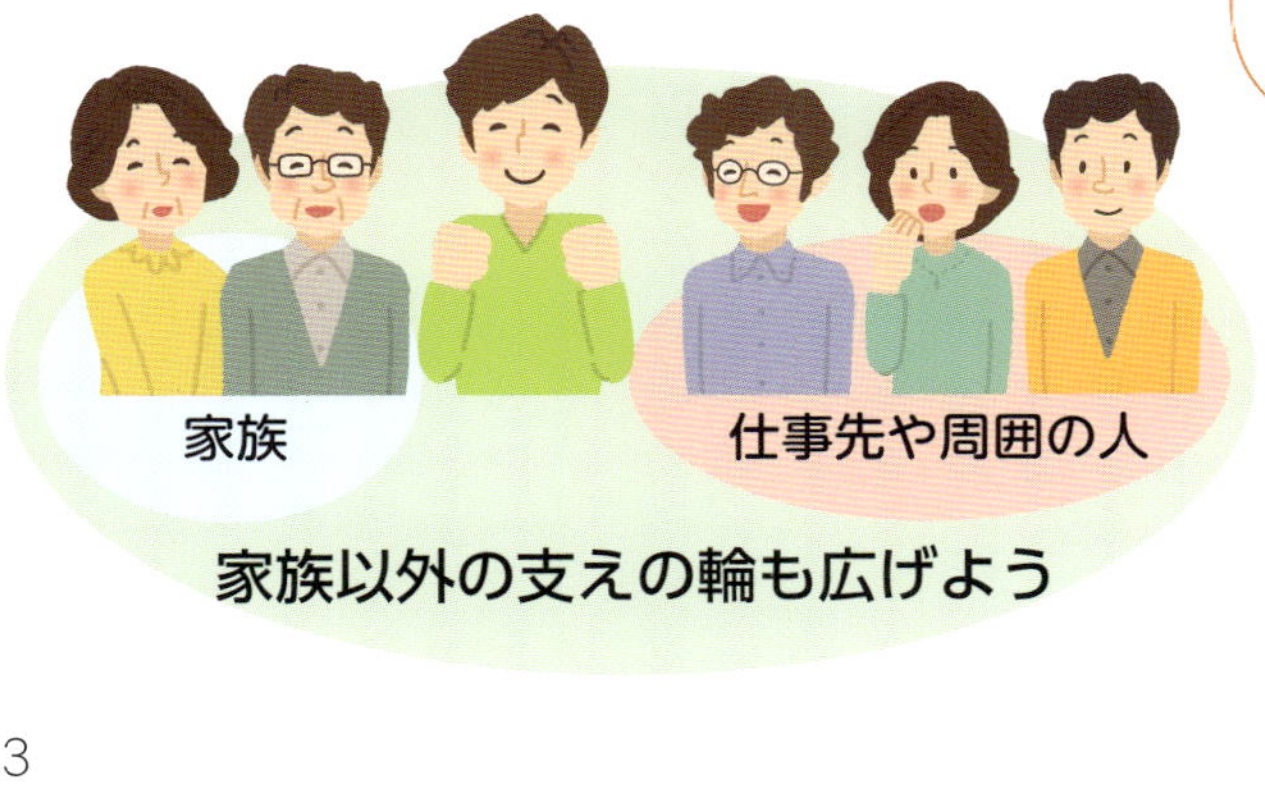
家族
仕事先や周囲の人
家族以外の支えの輪も広げよう

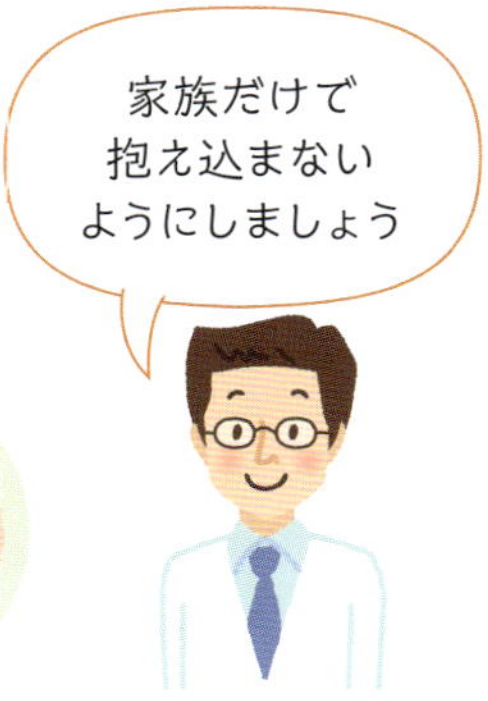
家族だけで抱え込まないようにしましょう

## 本人の代理人や手足にならない

パーソナリティ障害の人を助けようとして、家族や恋人が陥りがちなのが、患者さん本人に代わって、さまざまなもめごとを収めてしまうことです。

家族や恋人にすれば、大切な人が苦しんでいるのですから、何とか助けてあげたいと考えるのは自然なことです。しかし、周囲が手を出して助けることは、必ずしも本人の回復につながりません。

また、パーソナリティ障害の患者さんは依存的な傾向が強いので、手を差し伸べられたら、くり返しそれを求めるようになります。そして、一度でもそれに応えられないとき、「見捨てられた」と感じ、強い怒りと絶望を感じてしまうことがあります。

しかも、パーソナリティ障害の患者さんには、ほかの人を巻き込むことがパターンになっているように見えることがあります。

家族や周囲の人が過剰に巻き込まれないために、守るべき3つのポイントがあります。

1つめは、ルールを決めること。「夜中に呼び出されても対応しない」「携帯のメッセージに答える時間帯や回数を制限する」など、具体的に決めてそれを超えないようにします。

2つめは、責任の肩代わりはしないことです。トラブルや悩みを相談されたら、アドバイスはしても代わりに解決してあげないようにします。自分のことは自分でやる、という基本姿勢を守らせることが大切です。

3つめは、できないことは断ること。患者さんのために時間をさくことはあっても、患者さん中心に時間を使うことはやめます。また、無理なことを求められてもそれに応じないこと、要求のエスカレートを受け入れないことも重要です。

これらのことをしながら、患者さん本人に見捨てられたと感じさせないためには、一貫した態度を保つ必要があります。

## 手助けが、回復の手助けになるとは限らない

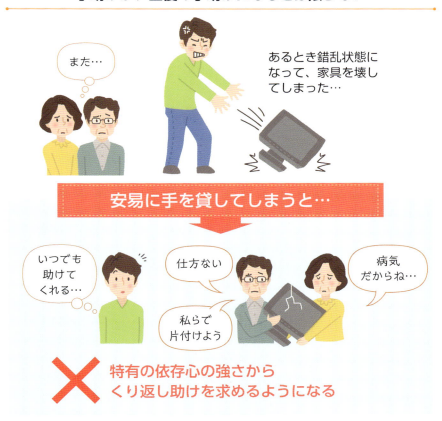

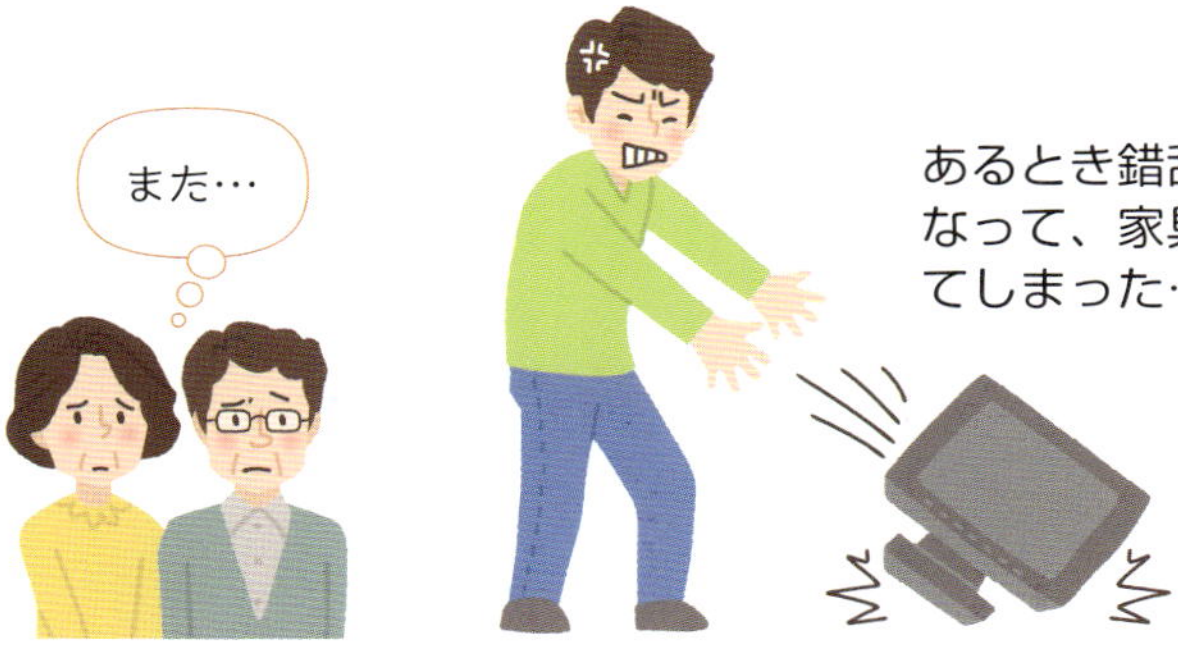
また…

あるとき錯乱状態になって、家具を壊してしまった…

**安易に手を貸してしまうと…**

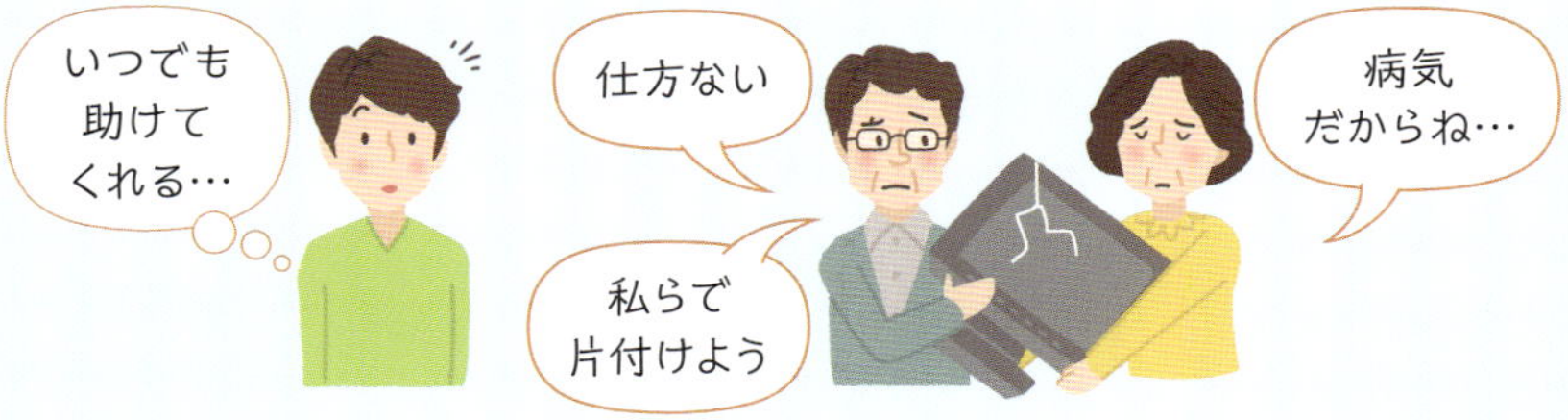
いつでも助けてくれる…
仕方ない
私らで片付けよう
病気だからね…

**特有の依存心の強さからくり返し助けを求めるようになる**

## 自分自身で解決するように導くことが大事

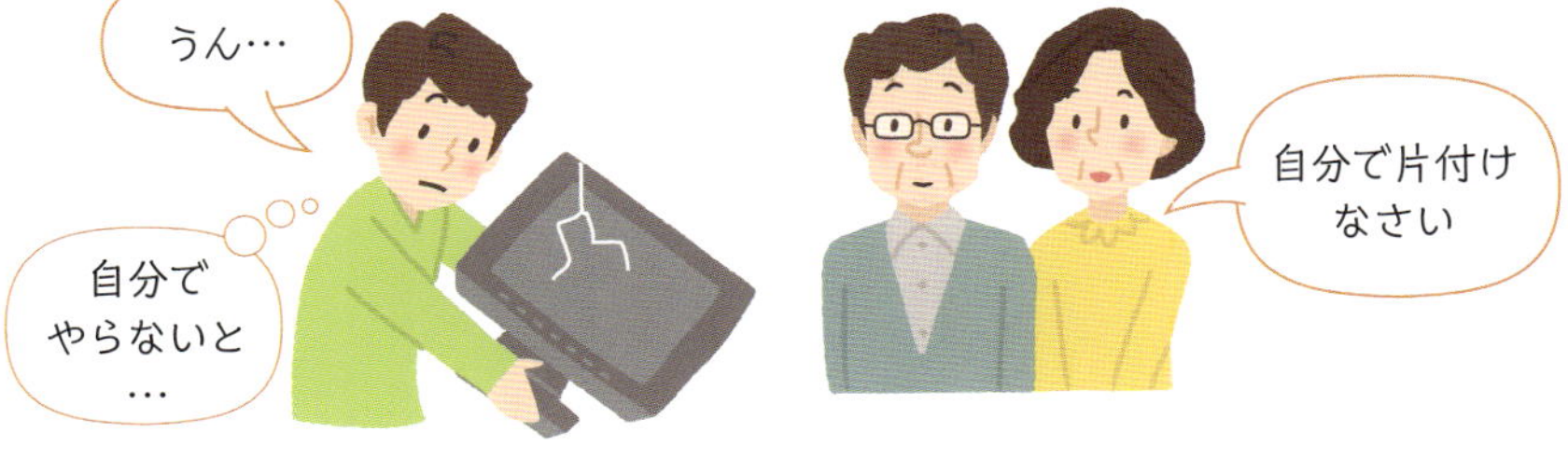
うん…
自分でやらないと…
自分で片付けなさい

## 安定した態度で接する

回復のために、家族や恋人など周囲の親しい人ができる一番の基本となることは、あたたかく見守ることです。患者さん本人の治る力を信頼し、安定した態度で接してあげるのです。

問題行動は、周囲の人にとって悩みの種です。症状が重い場合、自傷行為や自殺未遂など、重大な事態に陥ることもあります。しかし、それに動揺してふりまわされてしまったり、拒絶したりすることはできるだけ避けるようにしましょう。

患者さんの行動を非難したり、逆にその場しのぎの発言をしてしまうことも、患者さんを傷つけ、回復を遅らせてしまいます。

また、患者さんを説得したり、変えようとするのも逆効果です。パーソナリティ障害は本人が自分で変わらなければ回復につながらないと理解しましょう。

患者さんを尊重し、そして自分も大切にして我慢しすぎることなく、穏やかな態度で接します。

パーソナリティ障害の回復には時間がかかるので、これはそう簡単なことではありません。しかし、見守られているということが、患者さんに安心感をもたらし、治療の支えとなるのです。

パーソナリティ障害の患者さんは、自分の障害の原因を過去に求め、「育て方が悪かった」など家族を責めることもあります。家族は患者さんが「傷ついている」という現在の心境を理解したとしても、過去の行動すべてが誤りであると認める必要はありません。患者さんは「ほかの人を責めることで頭がいっぱいになってしまうことがある」ということを理解することが必要です。

パーソナリティ障害は、あくまでも〝今の問題〟であり、患者さん本人もその責任者の一人であることが多いのです。患者さんが怒りをぶつけてきたとしても、それに巻き込まれないことが大切です。

## 回復のために家族ができること

### ✕ 家族がオロオロしては回復を遅らせてしまう

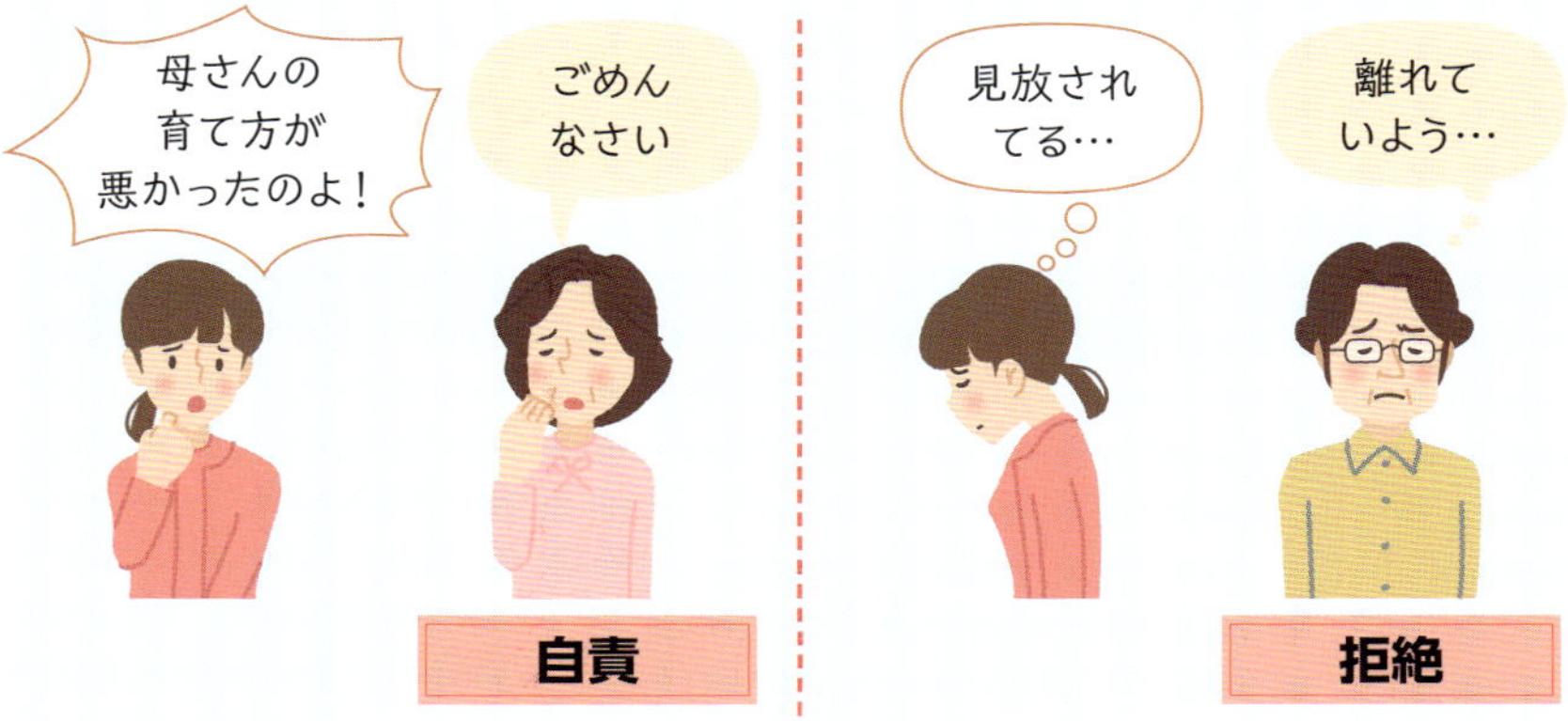
母さんの
育て方が
悪かったのよ！
ごめん
なさい
自責
見放され
てる…
離れて
いよう…
拒絶

罪悪感にかられたり、使命感で患者さんを助けようと努力することは、患者さんと家族ががんじがらめになり、かえって回復の手助けにはなりません

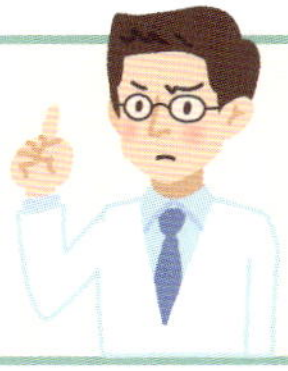

### 安定した態度で接することが大事

患者さんを尊重しつつ穏やかな態度で接しましょう

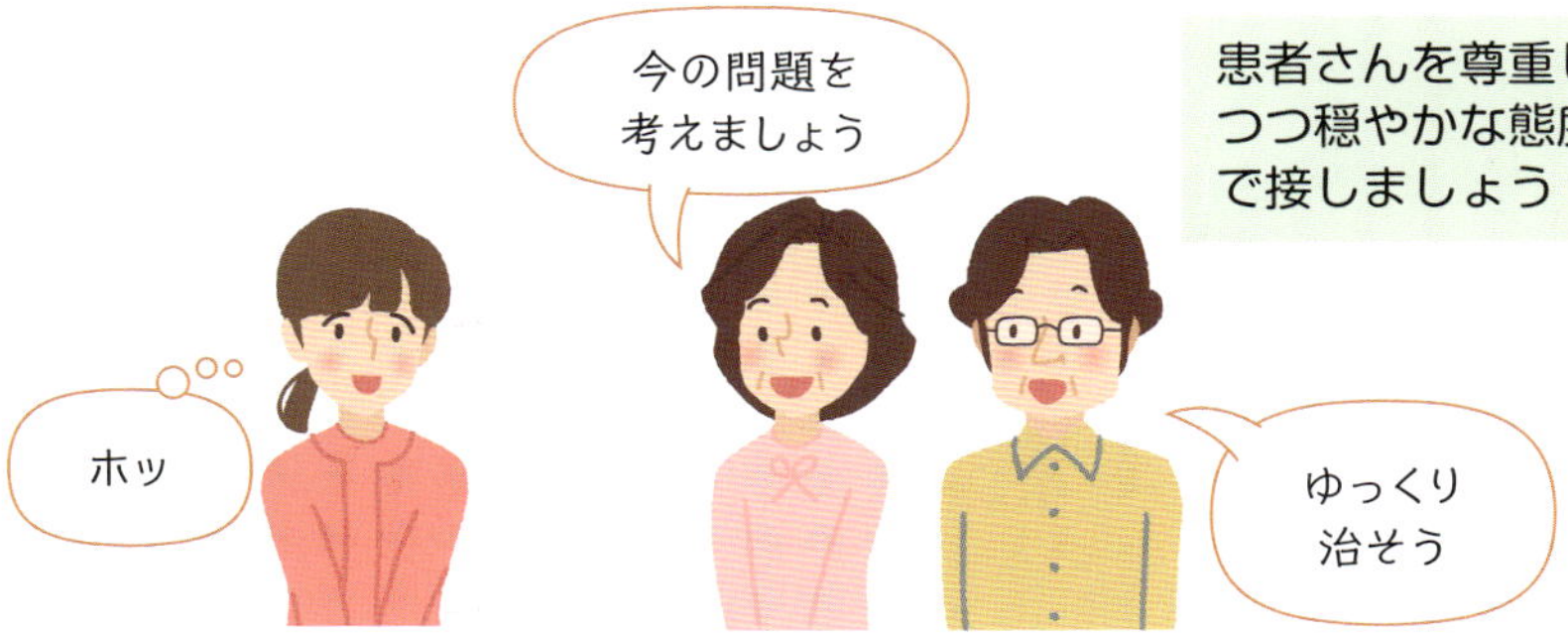
今の問題を
考えましょう
ホッ
ゆっくり
治そう

## 受診を拒むときは

パーソナリティ障害の患者さんは、自分に障害があるという自覚が乏しいことがよくあります。違和感やつらさを感じていたとしても、その原因を自分以外に求め、自分の障害だとは考えたがらないことがあるのです。

従って、病院での治療を勧められても、拒むことは稀ではありません。

また、パーソナリティ障害の診断は、医師でも手間がかかるものです。親しい関係にある人が、患者さんが心配だとしても、「あなたには障害がある」と決めつけない方がよいでしょう。

無理に病院に連れていくのも、治療を困難にさせてしまいます。患者さんは、自分の意思を無視されたと感じ、より頑《かたく》なになってしまうからです。

パーソナリティ障害を疑うケースでは、くり返されるトラブルなどになんらかのつらさや悩みがあらわれています。

まずは、その「つらさを取り除くこと」「悩みを改善すること」を目的として、受診をうながしましょう。不眠や不定愁訴*などの症状が出ていることも少なくありません。そのような場合は、その症状の治療を目的とするのもよいでしょう。

また、患者さんに受診を勧めるタイミングも大切です。パーソナリティ障害の患者さんには、感情の浮き沈みがあります。穏やかなときもあれば、攻撃的なときもあります。攻撃的なときに問題が顕在化するので、こうしたタイミングで受診を勧めがちですが、実は穏やかなときの方が患者さんはほかの人の意見に耳を傾けやすいのです。

どうしても、患者さん本人が受診を嫌がる場合は、ひとまず家族のみで相談するのも一法です。本人の状態を医師などの専門家に説明して、アドバイスを受けるのです。家族の接し方により状態が変わる可能性もあります。

用語解説　不定愁訴　検査をしても異常や原因となる病気が見つからないが、自覚症状として体の不調がある状態。

## 病院を受診するのも……

### パーソナリティ障害の自覚がないことが多い

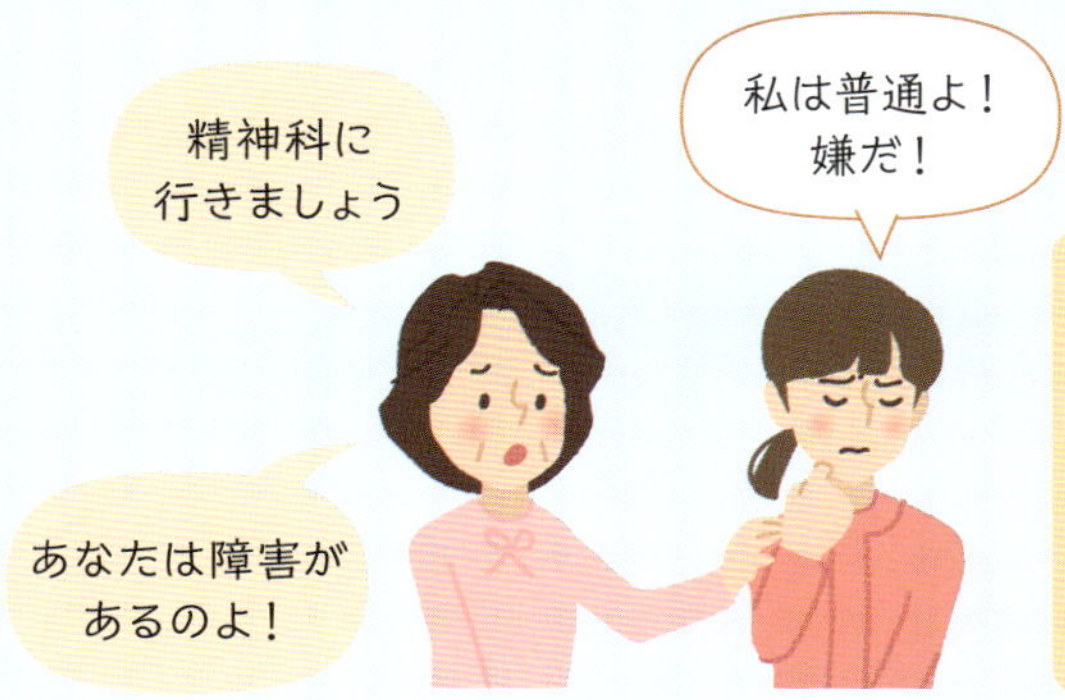
精神科に
行きましょう
私は普通よ！
嫌だ！
あなたは障害が
あるのよ！

意思を無視して病院に
連れて行こうとすると
頑なになってしまう

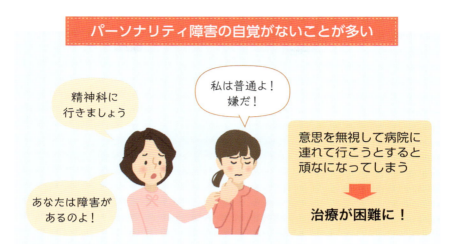

**治療が困難に！**

### 自発的に自ら受診するように導こう

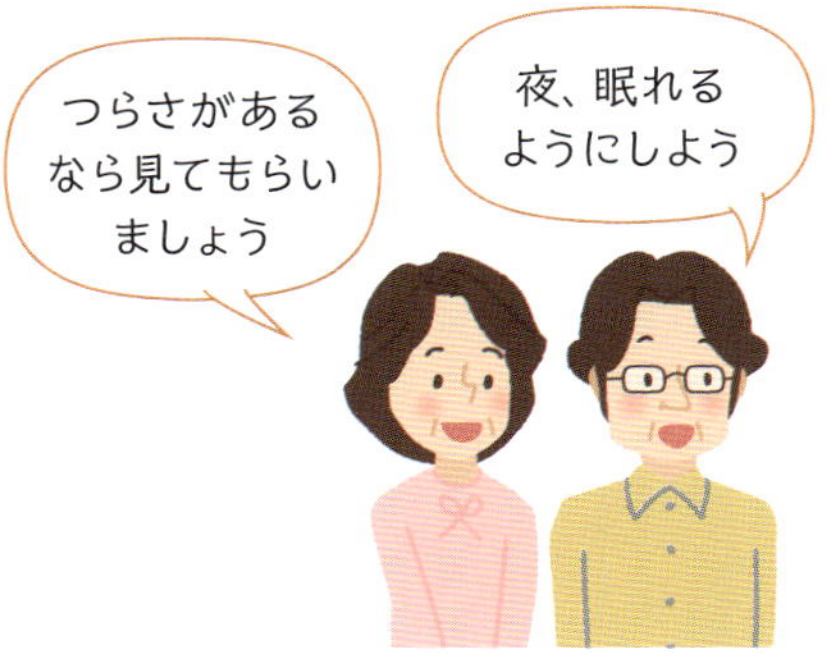
つらさがある
なら見てもらい
ましょう
夜、眠れる
ようにしよう

身体症状の治療を目的に
受診を促すのもよい

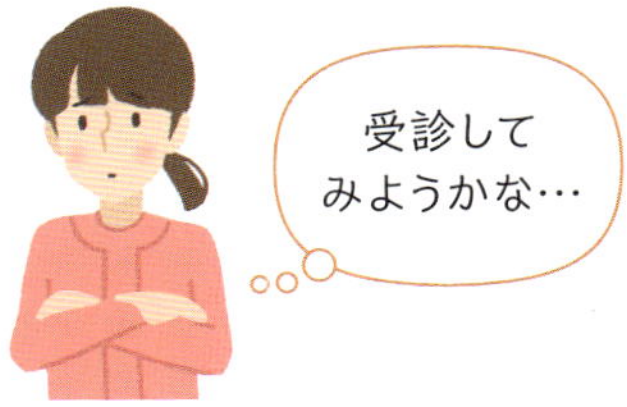
受診して
みようかな…

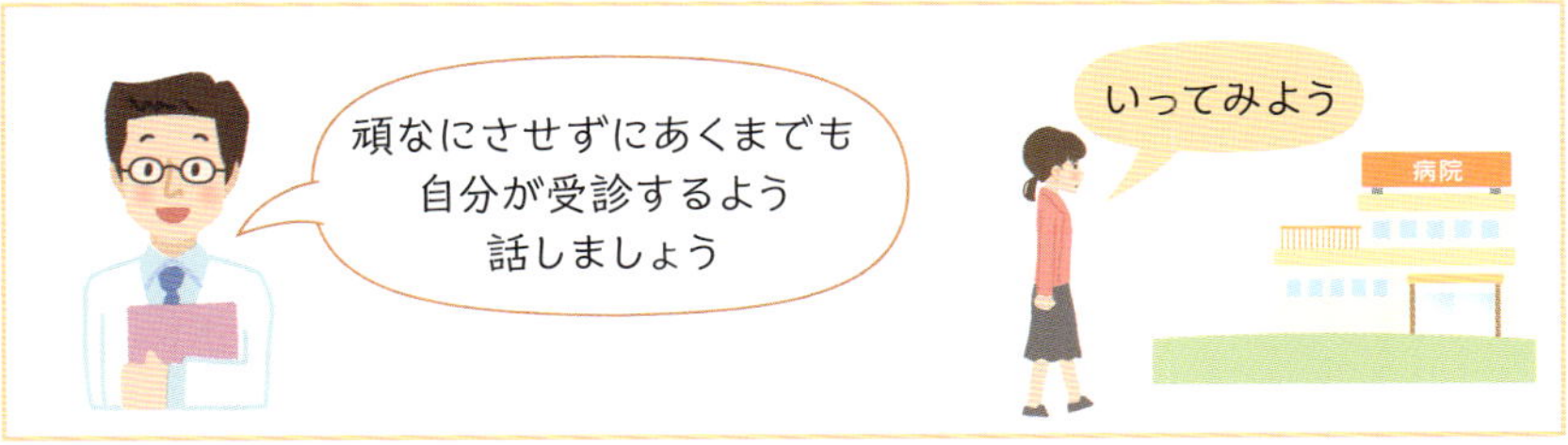

## 問題行動には落ち着いて対応する

パーソナリティ障害では、ときに過量服薬やリストカット*などの自傷行為、自殺未遂、暴力や暴言などの問題行動があらわれることがあります。

家族にしてみれば、ショッキングなできごとであり、どう対処したらよいのかわからなくなります。絶望するのも当然かもしれません。

まず、理解しておきたいのは、問題行動の根底には、患者さん本人の気持ちがあり、それがうまく表現できないために、極端な形であらわれてしまっているということです。

もちろん暴力や自傷行為は社会的に許容されないことですが、患者さん本人にはやむを得ぬ理由があるのです。このため、患者さんが依存している人を相手に行われやすく、家庭内では母親に向けられることが多いものです。

暴力や暴言には、冷静な対応をすることが必要です。その行為を受け入れることはできませんが、患者さん自身を非難したり、拒絶したりしないようにします。家族も感情的になってしまうと、患者さんはさらに不安定になり、問題行動がエスカレートする危険性もあります。

自傷行為や自殺未遂も、同じように対応します。問題行動には理由があると理解した上で、動揺をできるだけ抑えて、見守る態度をとる必要があります。

避けたいのは、しかったり責めたりすることです。「どうせ、本気じゃない」「勝手に死ねばいい」などと突き放すのも、また逆に「私たちが悪かった」と謝るのもいけません。

ただ、自傷行為や自殺未遂は、本当に命の危険にさらされることもあります。このような状態を家族のみで解決しようとすることは適切ではありません。すみやかに医療機関に相談しましょう。

**用語解説** リストカット　自分で自分の手首の内側をカッターなどで傷つける行為。自殺より自己確認のために行われることがある。くり返し行われることが少なくない。

## 暴力や自傷行為などには……

### ときに極端な問題行動を起こす

**暴力**

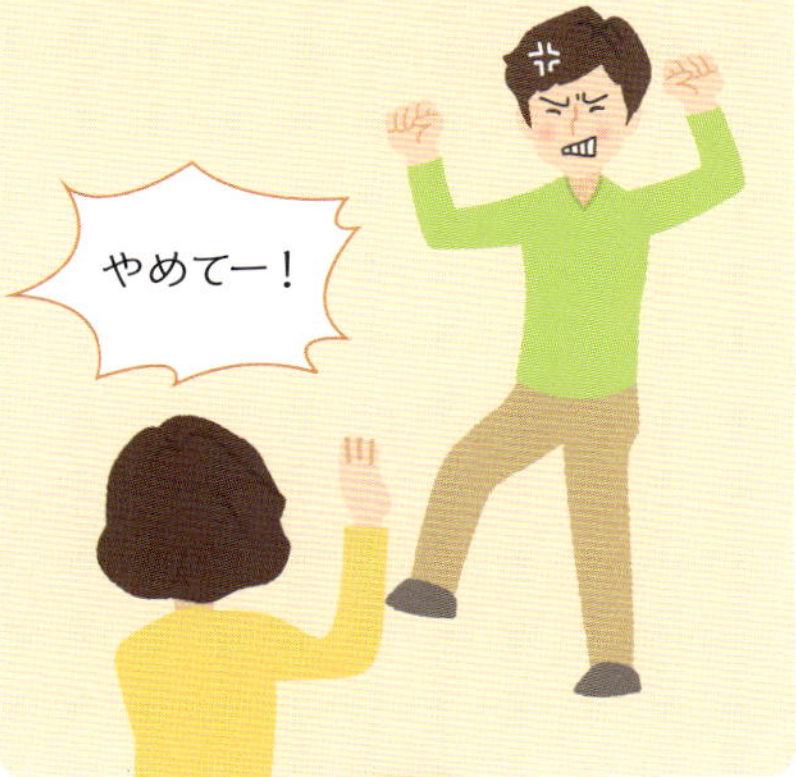


**自傷行為**

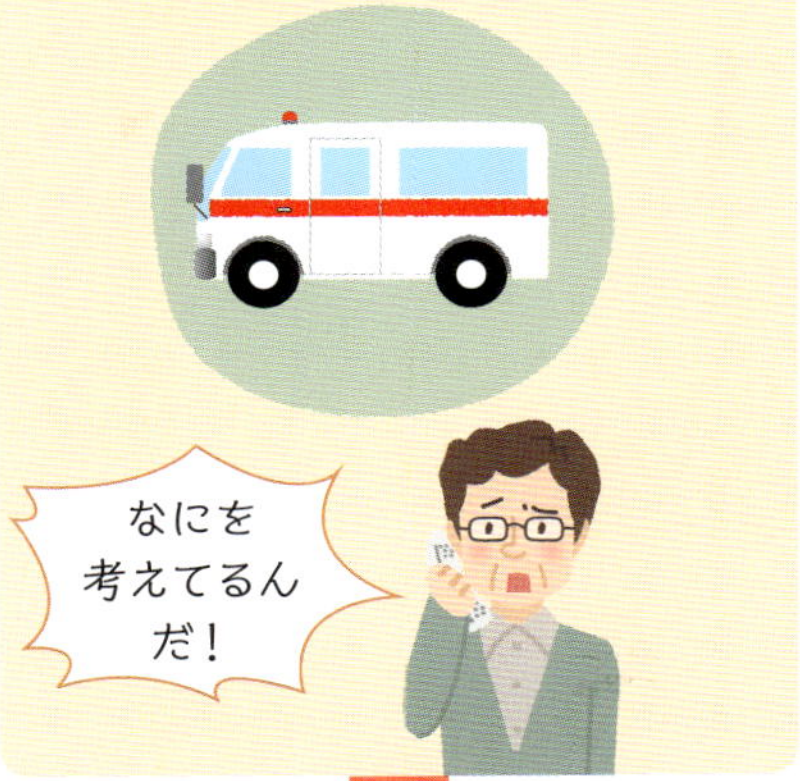


家族は絶望にとらわれることも…

**しかし家庭内だけで解決しようとしない**

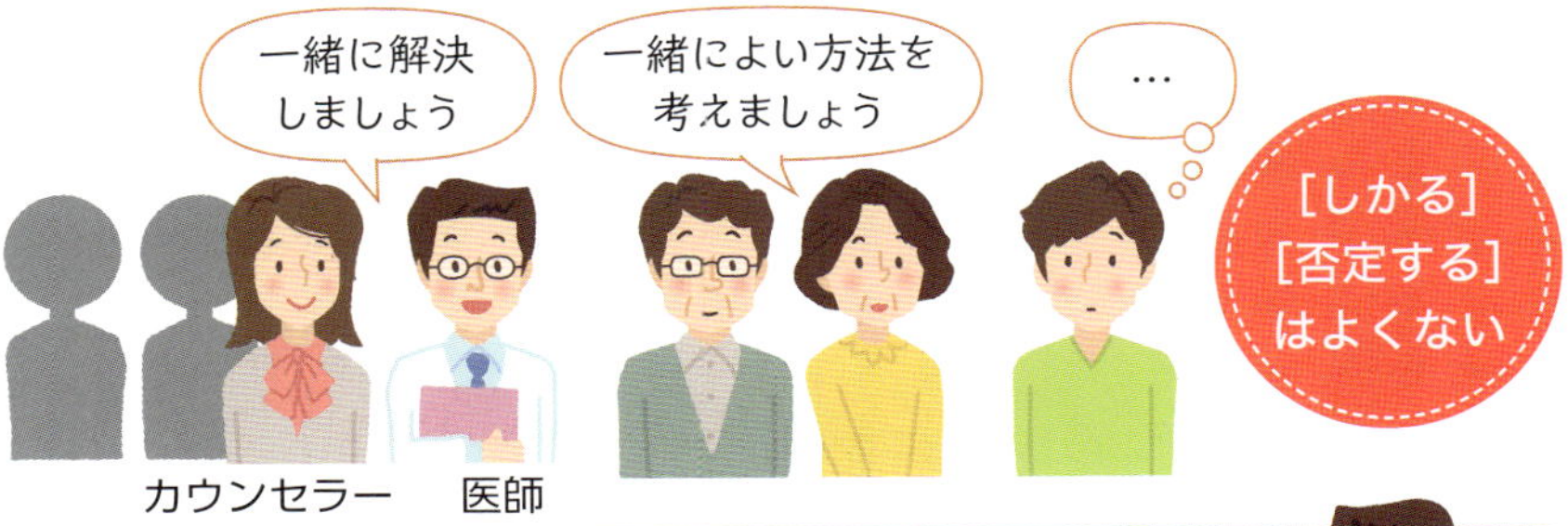


自傷行為や自殺の試みをする場合、命が危険にさらされることもあるので、十分に注意が必要。
すみやかに医療機関や専門家に相談を

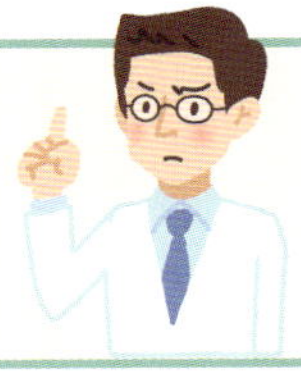

## 引きこもりへの対応

「引きこもり」は、わが国の社会問題の一つとなっています。その中には、パーソナリティ障害が原因となって社会に出ることを恐れ、引きこもりになってしまっている人もいます。

パーソナリティ障害では、回避性パーソナリティ障害など、もともと人付き合いが苦手で、社会のなかで外部の人と接するのを避けたいあまり引きこもってしまうケースや、自己愛性パーソナリティ障害など自分に対して期待していたような評価が得られないことで傷つけられたと感じ社会に出たくなくなるケースなどがあります。総じて、対人関係や自分に対する自信を失い、社会に戻れなくなってしまうのです。

家族は、引きこもっている患者さんを無理に外に出すのではなく、まず引きこもっている理由を見極めることが重要です。

社会や人との関わりを持ちたい気持ちがあるのに、外に出るのを恐れているタイプの引きこもりの人は、少しずつ訓練を積むことで不安が軽減し、社会参加ができるようになることもあります。

このタイプの人は、自信を喪失した状態なので、たとえば自分に関する行政手続きは自分で行うことなどからはじめ、徐々に外に出かけて何かをする経験を積むことで、自信を取り戻していくことができます。

ここでも家族が、患者さんに代わって手を出すのではなく、見守ることで患者さんに安心感を与えることが、一番の助けとなります。

また、精神疾患のためのデイケアや作業所、地域活動支援センター*などで、引きこもりの人への支援や社会復帰のための訓練を受けることもできます。

そういったものも利用しながらソーシャルスキルを身につけていくことで、少しずつ社会参加も可能になります。

用語解説　地域活動支援センター　障害者自立支援法に基づいて市町村に設置された施設。障害者が創作的活動や生産活動を行い、社会との交流を図る場。

## パーソナリティ障害から引きこもりも生じる

原因は…

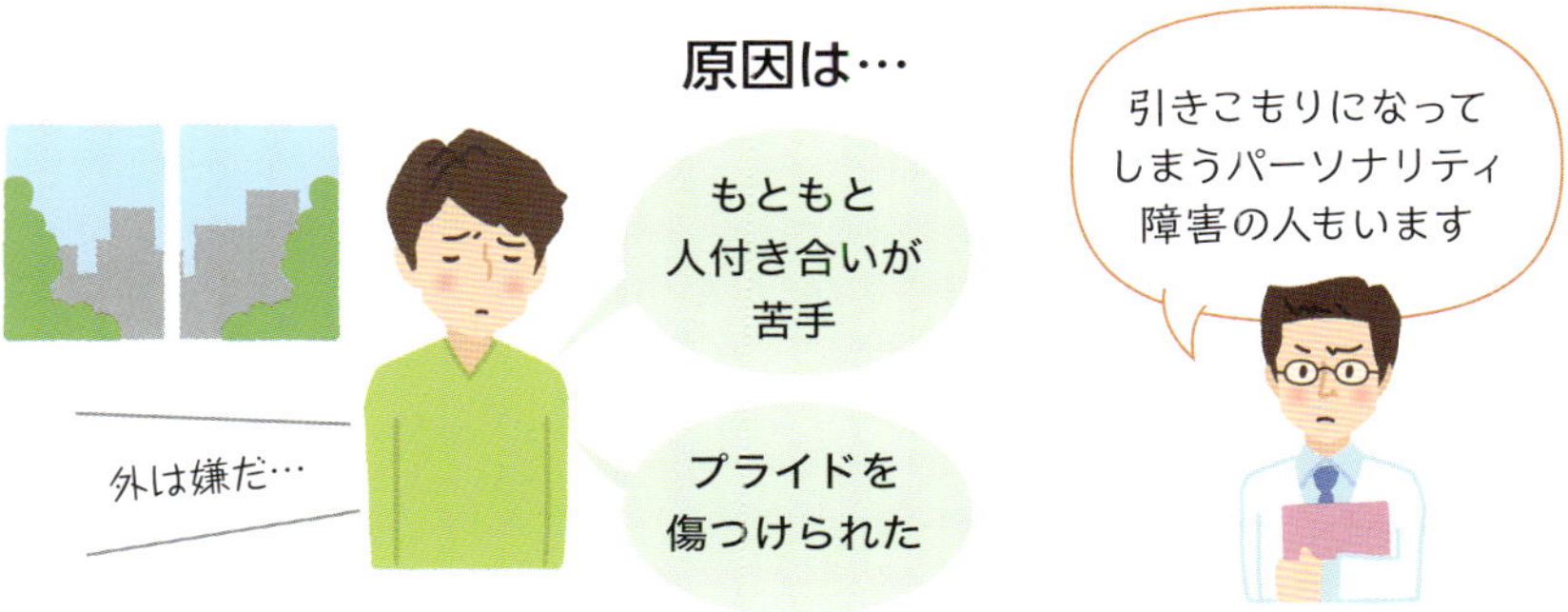
もともと
人付き合いが
苦手
プライドを
傷つけられた
外は嫌だ…
引きこもりになってしまうパーソナリティ障害の人もいます

**無理に外に出してはいけない**

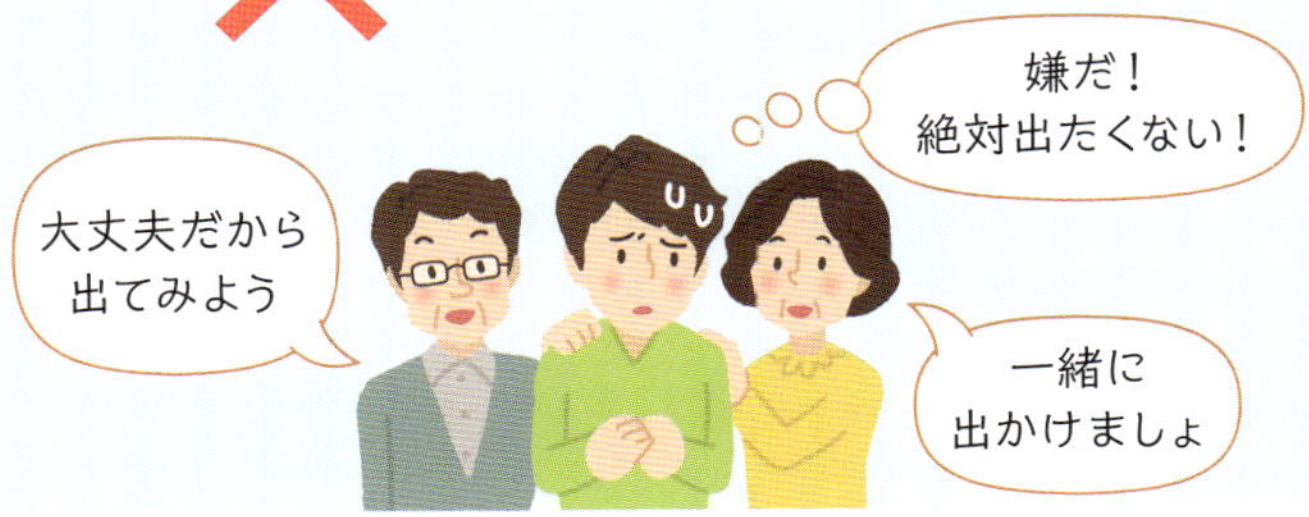
嫌だ！
絶対出たくない！
大丈夫だから
出てみよう
一緒に
出かけましょ

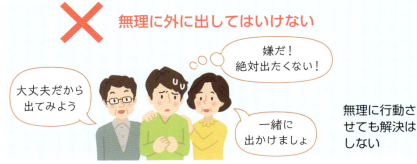

無理に行動させても解決はしない

## 少しずつ 自ら外に出たくなるようにする

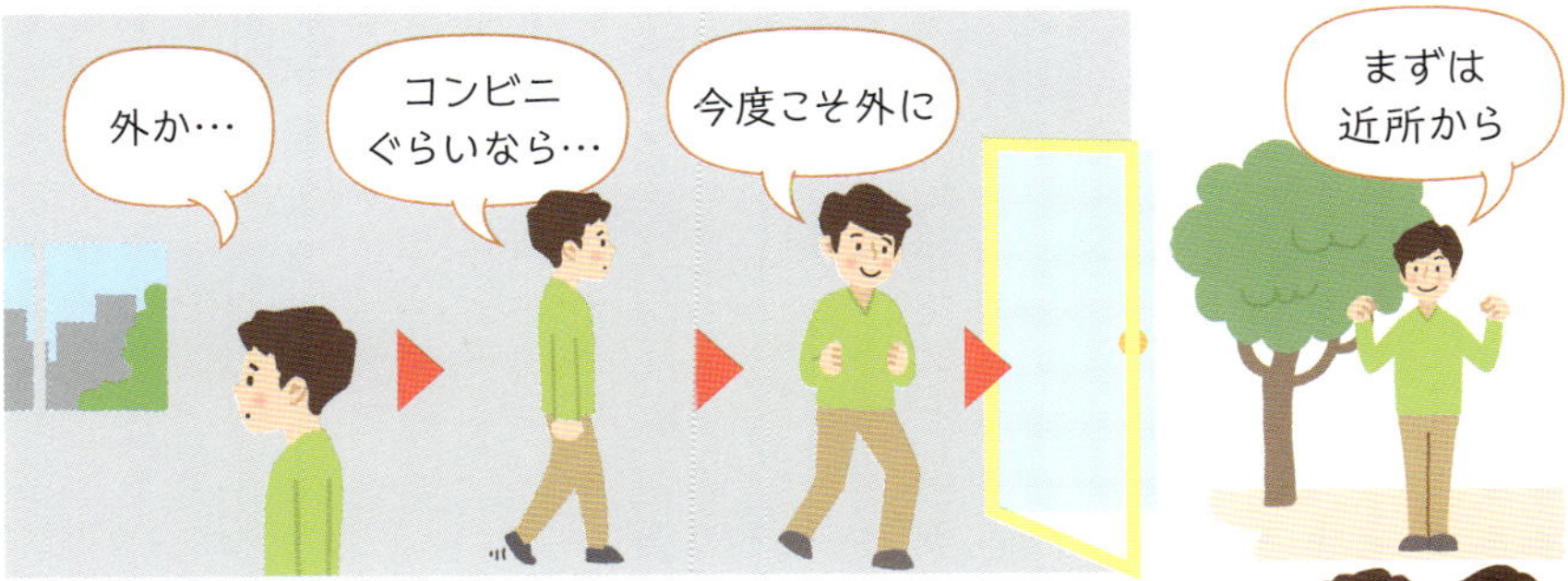
外か…
コンビニ
ぐらいなら…
今度こそ外に
まずは
近所から

あくまでも自分から少しずつ
外に出る気になることが大事

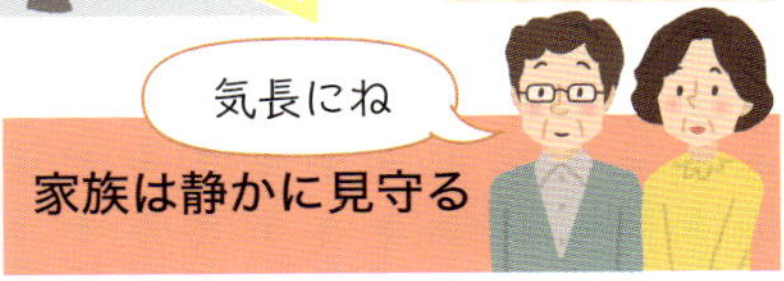
気長にね
家族は静かに見守る

## 職場の人の対応

パーソナリティ障害の人が、職場でトラブルを起こしてしまうこともあります。

パーソナリティ障害の人は、ソーシャルスキルが低く、気遣いや暗黙の了解を理解することが不得手で人間関係に問題が生じやすくなります。また、コミュニケーションの特性から、誤解が生じたり、自分勝手だと思われてしまうこともあります。

職場にパーソナリティ障害の人がいることがわかった場合、特別扱いする必要はありませんが、配慮して対応した方が、仕事がスムーズに進みます。

大切なのは、ひとり一人のパーソナリティの傾向を理解して、その人に合った配慮をすることです。

これがうまくいくと、パーソナリティ障害の人のストレスを減らし、問題行動が少なくなり、周囲にいる人も戸惑ったりしなくてすみます。仕事もスムーズになるでしょう。

パーソナリティ障害の人は、自分の問題に周囲の人を巻き込んでしまうことがあります。

たとえば、仕事上でちょっとした手助けをしただけで、パーソナリティ障害の人に依存されたり、恋愛感情を持たれてしまうことがあります。

パーソナリティ障害の人は、周囲の人々を感情的に巻き込むため、対象となった人は、強い苦しみを抱えることも珍しくありません。職場だけでなく、プライベートにまで悩みが広がってくることもあります。こういったときは、一人で抱えこまず、上司や産業医、産業カウンセラーなどに相談することが大切です。

また、こういったことを防ぐためにも、普段から健全なコミュニケーションの取れる職場環境を整えておくことが大切です。職場の人が、上司も含めて適切なつながりを持ちつつ、プライベートはプライベートで尊重することができる安定した雰囲気が肝心です。

## 職場の人の協力も、回復のための重要ポイント

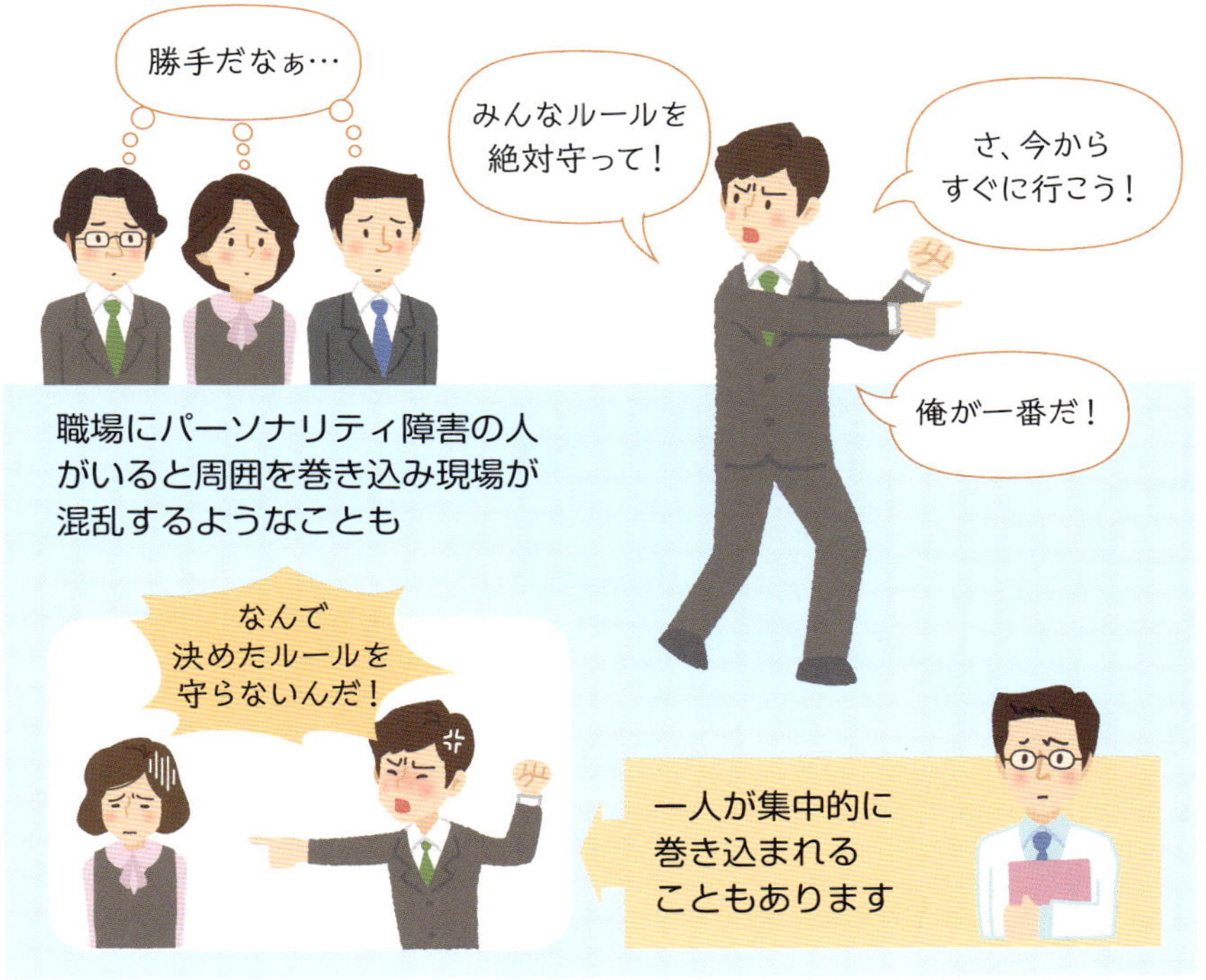
勝手だなぁ…
みんなルールを絶対守って！
さ、今からすぐに行こう！
俺が一番だ！
職場にパーソナリティ障害の人がいると周囲を巻き込み現場が混乱するようなことも
なんで決めたルールを守らないんだ！
一人が集中的に巻き込まれることもあります

### 普段から適切な距離感で健全なコミュニケーションをとる

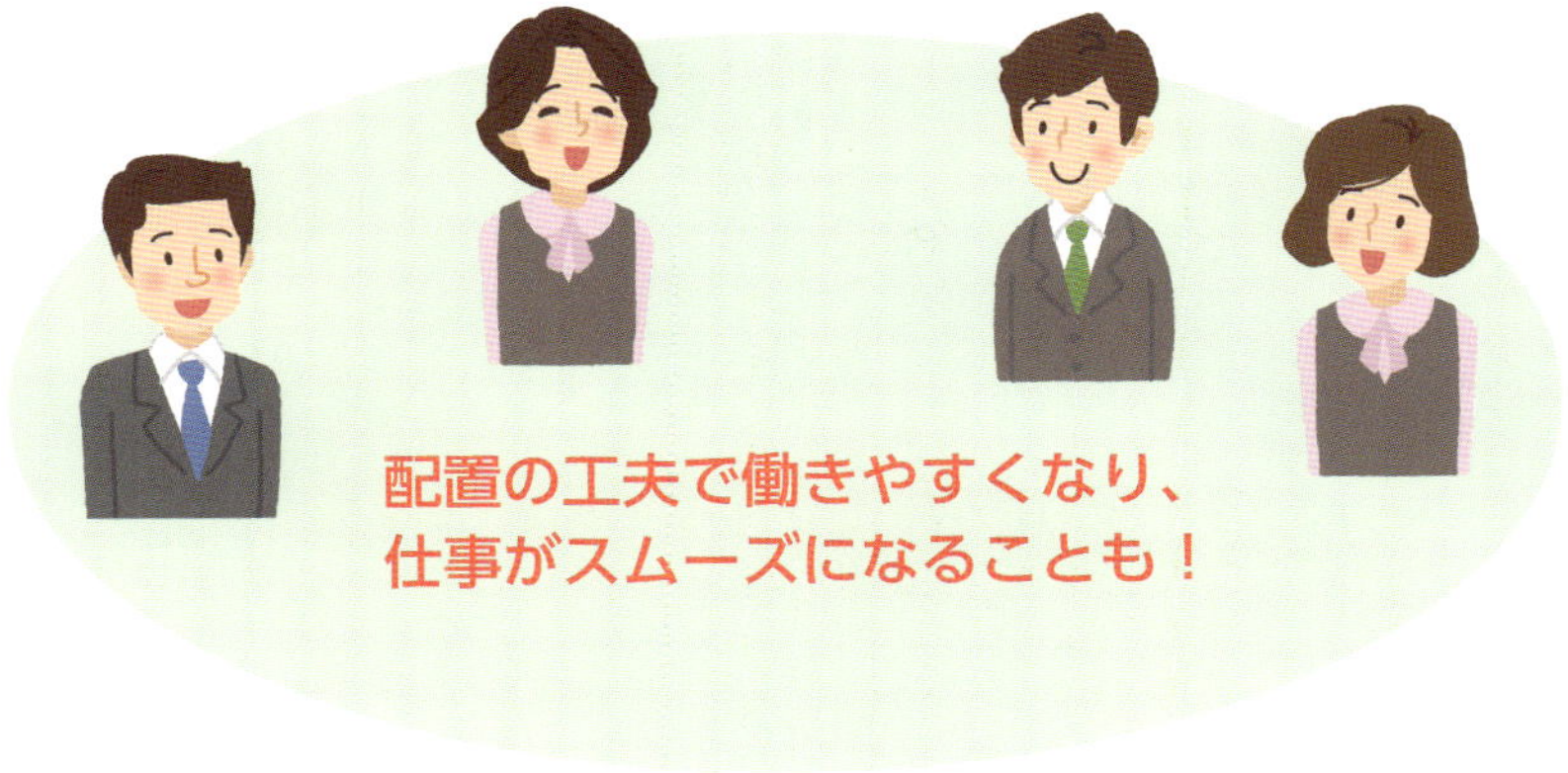
配置の工夫で働きやすくなり、仕事がスムーズになることも！

## 諦めずに取り組めば、生活を明るくすることができる

パーソナリティ障害の治療は、腹痛や骨折のように、薬を服用したり、時間が経てば治るというものではありません。

傍目にはわかりにくい精神疾患だけに、ほかの人からは本人の悩みや苦しみが理解されず、つらい思いをすることも多いでしょう。

しかし、治療に取り組めば、必ず回復していく障害でもあります。

治療にかかる時間は短くありません。一時的に悪化したり、なかなか改善しない期間が長びくなど、無駄なことをしているように感じることもあります。順調に治療を進められるとは限らないのです。

しかし、諦めずに治療を続けることが大切です。根気強く治療に取り組むことで、少しずつつらさや苦しみが軽くなったり、問題行動を起こさないで済むようになってきます。

たとえ一度治療を中断してしまったとしても、そこで諦めないでください。またいつでも再開することができます。また、蓄積してきた努力は必ずその人の支えになります。

実際に、治療を中断した後何年もしてから治療を再開して、その後に社会復帰できるほどに回復した人もいるのです。

大切なのは、治療により患者さん本人の苦しみやつらさを軽減し、生活を明るくしていけるということです。ごく小さな改善でも、それを積み重ねていくことで、確実に回復へと近づいていけます。やがて、周囲の人からも、変化を感じてもらえるようになります。

症状が軽くなれば、就職したり、結婚したりして、自立した社会生活を送ることも実現できるでしょう。幸せな人生を送るために、希望を持って諦めずに取り組んでいきましょう。

## 参 考 文 献


- パーソナリティ障害とむきあう　社会・文化現象と精神科臨床
  (林直樹、日本評論社、平成１９年８月)
- パーソナリティ障害はどのような病気なのか？
  (林 直樹、こころの科学 185、平成 28 年 10 月)
- 自分でできる境界性パーソナリティ障害の治療
  −DSM-IVに沿った生活の知恵の解説
  (タミ・グリーン著　林直樹，中田美綾訳、誠信書房、平成 24 年 7 月)
- 境界例の家族介入の一モデル
  (林直樹、家族療法研究 14(3): 186-191、平成 9 年 12 月)
- 境界性パーソナリティ障害(BPD)患者の家族の負担とその支援
  (林直樹、帝京医学雑誌 40(2)：55-64、平成 29 年)
- 標準精神医学
  (野村総一郎、医学書院、平成 27 年 9 月)
- パーソナリティ障害がわかる本　『障害』を『個性』に変えるために
  (岡田尊司、法研、平成 18 年 9 月)
- リストカットー自傷行為をのりこえる
  (林直樹、講談社現代新書　1912、講談社　平成 12 年 10 月)

## た行



## な行



## は行



## ま行



## や行



## ら行

# 索引

■監修
**林 直樹**（はやし なおき）
帝京大学医学部附属病院メンタルヘルス科教授
1955年、東京生まれ。東京大学医学部卒業。東京大学医学部附属病院分院神経科、都立松沢病院精神科、東京都精神医学総合研究所を経て2013年から現職。日本精神神経学会専門医・指導医。著書多数。

# ウルトラ図解 パーソナリティ障害

平成30年6月26日 第1刷発行
令和5年4月20日 第3刷発行

監修者 林 直樹

発行者 東島 俊一

発行所 株式会社 法研
〒104-8104 東京都中央区銀座1-10-1
販売 03(3562)7671／編集 03(3562)7674
http://www.sociohealth.co.jp

印刷・製本 研友社印刷株式会社

0102




ISBN 978-4-86513-442-1 C0377 定価はカバーに表示してあります。